# história
# de
# uma
# vacina

# história de uma vacina

o relato da cientista brasileira que liderou os testes da vacina oxford/astrazeneca no país

## sue ann costa clemens

R

HISTÓRIA REAL

© 2021 Sue Ann Costa Clemens

PREPARAÇÃO
Mariana Rimoli

REVISÃO
Danielle Machado

DIAGRAMAÇÃO
Equatorium Design

DESIGN DE CAPA
Angelo Bottino

FOTO DA AUTORA
Leo Aversa

CIP-BRASIL. CATALOGAÇÃO NA PUBLICAÇÃO
SINDICADO NACIONAL DOS EDITORES DE LIVROS, RJ

C563h

Clemens, Sue Ann Costa
História de uma vacina : o relato da cientista brasileira que liderou os testes da vacina Oxford/Astrazeneca no país / Sue Ann Costa Clemens. - 1. ed. - Rio de Janeiro : Intrínseca, 2021.
208 p. ; 21 cm.
ISBN 978-65-87518-17-6
1. COVID-19 (Doenças) - Pesquisa. 2. COVID-19 (Doenças) - Vacina. 3. Vacinas - Testes. I. Título.

21-73050
CDD: 614.592414
CDU: 615.371(616.98:578.834)

Meri Gleice Rodrigues de Souza - Bibliotecária - CRB-7/6439

[2021]
Todos os direitos desta edição reservados a
História Real, um selo da Editora Intrínseca Ltda.
Rua Marquês de São Vicente, 99, 3º andar
22451-041 — Gávea
Rio de Janeiro — RJ
Tel./Fax: (21) 3206-7400
www.historiareal.intrinseca.com.br

*Ao meu pai, Antonio Carlos Fontão Costa,
por ter me ensinado o conceito de saúde pública.
Por ter me dado a chance de ser quem eu sou.*

*Ao Prof. Andrew Pollard, pela oportunidade de salvar
vidas em um momento sem precedentes em saúde global.*

"Não há temas esgotados na pesquisa; há, sim, pesquisadores esgotados num tema."

— Santiago Ramón y Cajal (1852-1934)

# Sumário

Prefácio .................................................................... 9

Capítulo 1
Conexão Oxford–Brasil ..................................................... 13

Capítulo 2
Vivências que se alinham ................................................... 31

Capítulo 3
Sinal verde para a testagem brasileira ............................... 49

Capítulo 4
Marcos que abriram caminho ............................................. 71

Capítulo 5
Anatomia de um centro de testagem .................................. 91

Capítulo 6
O apoio privado na pesquisa ............................................. 113

Capítulo 7
A comprovação da eficácia ................................................ 129

Capítulo 8
O papel crucial das mulheres ............................................ 147

Capítulo 9
A batalha até a chegada das vacinas ................................. 167

Capítulo 10
A vitória da vacinação em curso ....................................... 183

Posfácio
Da inovação científica à produção em
larga escala: estamos prontos? .......................................... 201

Agradecimentos ............................................................... 205

# Prefácio

*Peter Wilson*
Embaixador do Reino Unido no Brasil

Desde que cheguei ao Brasil, em janeiro de 2021, um dos meus maiores orgulhos é o esforço conjunto dos nossos dois países na busca do conhecimento sobre como melhor enfrentar a covid-19. É um trabalho memorável, e em seu cerne está Sue Ann Costa Clemens, que tanto contribuiu para decifrarmos o funcionamento da vacina e para a aproximação das comunidades científicas do Brasil e do Reino Unido.

Em maio de 2020, quando o imunizante ainda estava em desenvolvimento, o Brasil se adiantou na decisão de assinar contrato com a AstraZeneca para o fornecimento da vacina que viria a desempenhar papel tão crucial na proteção das pessoas ao redor do mundo. Com financiamento do governo do Reino Unido, a Universidade de Oxford, em parceria com a AstraZeneca, produziu um imunizante em velocidade recorde. Numa decisão incomum, a empresa concordou em trabalhar a preço de custo — o laboratório não aufere lucro com a vacina que leva seu nome — e também decidiu transferir a tecnologia de produção. Não apenas as técnicas para a finalização e o envasamento do produto, mas a tecnologia para a produção a partir do zero. Na Fiocruz, encontrou um parceiro de excelência, capaz de realizar em meses o que normalmente levaria anos.

Em todo o processo, tem sido fundamental a pesquisa contínua para determinar a eficácia da vacina e a melhor estratégia de aplicação. Os testes clínicos começaram cedo no Brasil e, graças à incrível diversidade da população, ensinaram à comunidade científica muito mais do que seria possível se trabalhássemos apenas com o universo do Reino Unido. Sue Ann Costa Clemens enxergou esse potencial, colocou em curso os testes e rapidamente formulou novas ideias sobre o que a ciência ainda precisaria aprender. Foi um trabalho meticuloso e vital. A trajetória singular de Sue Ann a colocou na condição de desempenhar esse papel crucial. Sua ampla experiência nacional e internacional se provou absolutamente fundamental neste momento histórico sem precedentes.

Hoje, mais de 1 bilhão de doses da vacina Oxford/AstraZeneca já foram distribuídas globalmente, salvando muitos milhares de vidas. Sem o trabalho de Sue Ann e seus times aqui no Brasil, isso teria acontecido de maneira mais lenta e menos efetiva — e todos nós saberíamos muito menos sobre como fazer nossa vacina funcionar para tantas diferentes comunidades. Sua busca incansável por respostas, seu ímpeto extraordinário e a habilidade de fazer as perguntas certas, associados a uma rede ampla e internacional de aliados científicos, pouparam tempo e pouparam vidas. Essa impressionante trajetória é contada nestas páginas. Se você quer saber por que a ciência é importante, por que é importante ter mais mulheres na ciência e como alguém como Sue Ann foi capaz de fazer tanta diferença, este é o livro certo. Espero que ele inspire você e inspire suas filhas tanto quanto inspirou a mim e à minha filha.

## Capítulo 1

# Conexão Oxford–Brasil

*A vacina de Oxford começou a trilhar seu caminho para o Brasil em maio de 2020. Era terça-feira, dia 5, e a reunião on-line que eu aguardava em meu escritório no Jardim Botânico, no Rio de Janeiro, estava marcada para as dez da manhã. O convite havia sido feito pelo professor Andrew Pollard, um velho conhecido que, àquela altura, era conhecido do mundo todo. Chefe do Oxford Vaccine Group, Andrew estava, desde o início de 2020, à frente da pesquisa mais adiantada por uma vacina para a covid-19. Ele havia me procurado em 28 de abril, quando marcamos a reunião. Em maio, já eram centenas os estudos para desenvolver um imunizante contra a covid, mas nenhum tão avançado quanto o da Universidade de Oxford, que já vinha aplicando sua fórmula em mil voluntários no Reino Unido. Quando Andrew me procurou, ele sabia que o Brasil era um terreno fértil para a testagem de uma vacina — e sabia também que eu estava aqui.*

MORO EM SIENA, NA ITÁLIA, onde implementei e dirijo o primeiro mestrado em vacinologia do mundo. Cheguei ao Rio no final de fevereiro de 2020, acreditando que faria uma breve passagem para depois seguir rumo ao Panamá, onde eu coordenava testes de uma nova vacina para a poliomielite. Encontraria meu marido, Ralf Clemens, que, como eu, é médico e especialista em vacinas. Não sabíamos, é claro, que a pandemia nos deixaria presos. Cancelamos os compromissos e, de casa, passamos a acompanhar a rápida evolução dos casos. Para os testes clínicos de uma vacina, uma curva epidemiológica ascendente é a oportunidade mais ágil de avaliar a eficácia do produto, já que muitas pessoas estão expostas ao vírus em um curto espaço de tempo.

O Brasil vinha subindo em ritmo veloz no ranking dos países com mais casos no mundo. No dia em que Andrew Pollard marcou nossa primeira conversa, o país tinha registrado 600 mortes pelo novo coronavírus em 24 horas. Ao todo, eram quase 8 mil mortos e 116 mil pessoas contaminadas. Munidos desses dados, Ralf e eu nos sentamos diante do computador para iniciar a reunião com o chefe da pesquisa de Oxford. Até então, eu pensava se tratar de uma conversa informal sobre a possibilidade de fazer o estudo no Brasil. Quando Andrew surgiu na tela, eu sorri e disse: "Faz tempo que não nos vemos. Quer dizer, nem tanto tempo assim: eu tenho te visto em entrevistas nos jornais quase todos os dias." Bem-humorado, ele brincou se desculpando por nos forçar a vê-lo tantas vezes. Em seguida, nas janelas da reunião virtual, foram surgindo os rostos dos pesquisadores da vacina de Oxford, que aos poucos se apresentaram a mim e a Ralf.

Em quase 30 anos de pesquisas de vacinas, cruzei com Andrew algumas vezes. Professor de imunologia pediátrica na Universidade de Oxford, ele deu aulas no mestrado na Universidade de Siena, por onde passam os principais especialistas em vacinas do mundo. Andrew já me conhecia de antes, pela mais notória pesquisa que liderei, com 60 mil voluntários na América Latina, e que resultou numa vacina para o rotavírus, nos anos 2000. Talvez por isso ele não tenha hesitado em me convidar, naquela reunião, para comandar os testes de Oxford no país: "Sue, você tem interesse em fazer o estudo da nossa vacina no Brasil?" Minha primeira reação foi: "Você quer isso para quando?"

Naquela época, eu já estava envolvida com o desenvolvimento de duas vacinas para a covid-19 — uma de RNA mensageiro, da empresa alemã CureVac, e outra baseada em proteínas, da chinesa Clover. Eu era membro do comitê científico de ambas, mas os projetos ainda estavam muito distantes da fase 3, de comprovação da eficácia. A oportunidade que Andrew me oferecia naquele momento era a de estar na linha de frente e tentar acelerar o processo de testagem muito antes do que eu esperava. Era a chance de pôr em prática as habilidades que desenvolvi ao longo de uma carreira dedicada às vacinas e de salvar vidas em meio a uma crise sanitária sem precedentes na história recente.

Ao terminarmos a reunião, quase sem perceber, eu já havia começado a saga para que o Brasil tivesse um braço da pesquisa de Oxford e, assim, pudesse ter acesso a uma das mais promissoras vacinas contra a covid-19 em desenvolvimento no mundo. Foram 44 dias desde aquela manhã de maio até a inauguração do primeiro centro brasileiro de testagem da vacina britânica.

Na pergunta que fiz a Andrew sobre o prazo, ele me disse que ainda precisava buscar financiamento — a Universidade de Oxford não teria como bancar a pesquisa no Brasil. Contou que vinha sendo procurado pelo Instituto Butantan e pela Fundação Oswaldo Cruz. Naquele momento, porém, eu ainda estava sozinha à frente da coordenação dos estudos de Oxford no Brasil — sem dinheiro, em busca de centros de testes que pudessem ser adaptados e diante da pesquisa que o mundo todo sabia se tratar de uma das mais promissoras naquela ocasião, segundo a própria Organização Mundial da Saúde (OMS).

O Brasil era o primeiro braço internacional do estudo, que depois seria estendido para a África do Sul e os Estados Unidos. Até então, os ensaios estavam restritos ao Reino Unido. Lá, a pesquisa já havia passado pelas etapas pré-clínicas, com testes em animais, como macacos, furões e camundongos. Comprovada a segurança do produto nos animais, o estudo, seguindo o padrão, entrou nas etapas clínicas, em que a vacina é testada em seres humanos ao longo de três fases. Em 23 de abril de 2020, a vacina candidata foi injetada pela primeira vez em seres humanos. A fórmula de Oxford foi uma das primeiras para a covid a ser aplicada numa pessoa. A Universidade de Oxford, no Reino Unido, fazia história em saúde pública e iniciava então a fase 1/2 dos testes clínicos (a primeira e a segunda etapas foram combinadas para agilizar o desenvolvimento da vacina). Resultados parciais alcançados no final daquele mês mostraram que o imunizante causava efeitos adversos leves, como febre e dor de cabeça, e estimulava a produção de anticorpos e células do sistema imune contra o novo coronavírus.

O que Andrew me pedia era para realizar no Brasil a fase 3, última etapa dos testes, quando se comprova, enfim, a eficácia da vacina. Trata-se da mais custosa, longa e complexa das fases clínicas de um estudo. Nada disso era novo para mim. Na indústria farmacêutica, realizei dezenas de testes de fase 3 em vários países ao mesmo tempo. Os estudos, em geral, alongam-se por anos. Não era o caso agora. Nós tínhamos pressa. Era preciso aproveitar a curva epidemiológica em ascensão e recrutar milhares de voluntários em poucas semanas. Um feito que só seria possível com centros de testes de excelência. Por isso, antes de iniciar minha cruzada por investidores, eu precisava decidir onde faria o estudo. Andrew havia me perguntado sobre o Rio, e eu dissera a ele que também buscaria um lugar em São Paulo.

Fiz meu doutorado na Universidade Federal de São Paulo, a Unifesp, e ainda sou pesquisadora ligada à instituição. Apesar de ter deixado de viver no Brasil há mais de vinte anos, nunca perdi o contato com a universidade. E lá estava a mulher que, eu já sabia, poderia ser a investigadora do estudo no estado. Foi para ela, Lily Weckx, que telefonei logo depois da conversa com Andrew.

Lily é diretora do Centro de Referência para Imunobiológicos Especiais (Crie), um espaço de vacinação da Unifesp especializado no atendimento de pacientes com risco aumentado para doenças infeciosas, que oferece vacinas não ofertadas nos postos regulares e acompanha possíveis eventos. Ela foi minha coorientadora no doutorado e, quando perguntei se aceitaria ser a investigadora da pesquisa da vacina em São Paulo, não titubeou: "Não."

Já conhecendo Lily de longa data, tentei introduzir o assunto de outra forma: "E centros no Rio? Me ajuda a pensar? Onde eu poderia testar essa vacina no Rio?" Depois da negativa enfática, Lily se justificou: "Eu estou em casa. Pela minha idade, sou grupo de risco. Está tudo parado, não seria possível recrutar mil pessoas em quatro semanas." Eu me despedi, pedindo a ela que me ligasse se tivesse alguma ideia. Naquela mesma tarde o telefone tocou. Era Lily: "Vamos fazer. É uma oportunidade única de contribuir neste momento histórico."

A resposta de Lily foi um alívio seguido de tensão. Se, por um lado, ela era a solução para o braço do estudo em São Paulo, por outro o espaço da Unifesp liderado por ela não tinha condições de abarcar uma pesquisa tão peculiar. O Crie é um espaço com poucas salas na Vila Clementino, que recebe diariamente pessoas com condições de saúde especiais. Seria impensável recrutar no mesmo local milhares de pessoas em poucas semanas, ainda mais em meio à pandemia, com as regras de distanciamento social. Lembramos do galpão vizinho, que pertence à própria universidade e era usado vez ou outra para campanhas de vacinação. Reformado, poderia sediar os estudos. Mas, para isso, era preciso dinheiro.

***

Na corrida contra o tempo, assumi que eu mesma buscaria os financiadores, algo que fugia ao meu trabalho como pesquisadora, mas que era fundamental dada a pressa que tínhamos para começar. A primeira fonte que acionei foi a Fundação Bill e Melinda Gates. Escrevi para Trevor Mundel, presidente da área de saúde global da entidade, da qual sou membro do comitê científico desde 2012. Ele me explicou que todos os recursos da Fundação Gates para projetos relacionados à covid-19 haviam sido direcionados para a Coalizão para Inovações em Preparação para Epidemias (CEPI), e que Oxford já tinha recebido investimentos por essa via. Em suma, a Fundação Gates não poderia financiar os estudos da vacina britânica no Brasil. Nossa conversa, porém, não foi em vão: Trevor lembrou que, em abril de 2020, havia me apresentado ao CEO da Fundação Lemann, Denis Mizne. Na ocasião, a entidade ligada ao empresário Jorge Paulo Lemann tinha manifestado interesse em investir em projetos de vacinas para a covid-19.

Ainda que o foco da fundação seja a educação, Denis vinha pensando no que a organização poderia fazer para ajudar na saúde desde uma conversa em que o próprio Jorge Paulo Lemann, que preside o conselho, dissera estar disposto a apoiar alguma iniciativa importante na área. Algo que fosse grande e decisivo. Na avaliação deles, o Brasil estava deslocado do debate de vacinas, dizendo que não ia aderir às regras da OMS, num momento de tensão e antagonismo, com todo o debate voltado para equipamentos de proteção e leitos de UTI. O CEO da Fundação Lemann passou então a acionar contatos pelo mundo, a fim de, como ele mesmo diz, "aprender" de que forma poderia ajudar.

Havia sido o protagonismo da Fundação Gates na área da saúde (e de vacinas) que levara Denis Mizne a Trevor Mundel. O brasileiro tinha perguntado ao executivo da entidade o que ele faria se estivesse no Brasil. Trevor teria respondido que o país precisava entrar no mapa da vacina, e o melhor jeito de fazer isso era abrigar testes clínicos — então ele fez a ponte e me apresentou por e-mail ao CEO da Fundação Lemann. Numa mensagem breve, mas generosa, Trevor me recomendou a Denis como a pessoa mais capacitada a fazer os testes da vacina e sugeriu que ficássemos em contato.

Um mês depois dessa apresentação, no início de maio, eu ressuscitaria aquela troca de e-mails. Na época, eu já tinha adotado o que passei a chamar de "ritmo covid" — precisava avançar mais rápido do que a doença que, naquela semana, registrava por aqui, em média, 10 mil novos casos por dia. Enviei um e-mail a Denis Mizne já com Andrew Pollard em cópia, explicando que ele era o chefe da pesquisa da vacina de Oxford e que gostaríamos de fazer os testes no Brasil. Denis respondeu no ato. Marcamos uma reunião para a manhã do dia 10 de maio. Ele foi direto: "Não me mande nada, não preciso de projeto detalhado, cuide da vacina. Gaste 100% do seu tempo fazendo isso. Eu vou checar se conseguimos o patrocínio. Já prometo que não vou dar trabalho e vou ser rápido." E de fato ele foi. Pouco depois, já nos enviou um e-mail com a resposta.

Denis tinha telefonado para Jorge Paulo Lemann no instante em que encerramos nossa conversa e contou que introduziu o assunto ao empresário com a frase: "Acho que encontrei aquele projeto grande e decisivo." Ele explicou a Lemann que a vacina de Oxford era a primeira a chegar nos testes de fase 3 e perguntou se podia embarcar no projeto. Fiquei surpresa com a rapidez da resposta de Denis. Achei que levaria dias para ouvir algo, mas em minutos ele escreveu e disse apenas: "Está aprovado." Eu chorei, e meses depois, quando encontrei Denis pessoalmente, em São Paulo, ele me confidenciou que também tinha me dado a resposta com lágrimas nos olhos.

Ao longo dos 44 dias que separaram aquela primeira reunião com Andrew Pollard e o início dos testes no Brasil, não tratei apenas de recursos financeiros. Cabia a mim, também, aprovar o protocolo da pesquisa com o governo e, em especial, escolher, equipar e preparar os centros que receberiam os milhares de voluntários — e tudo isso ao mesmo tempo, em ritmo covid. Além disso, a pesquisa precisava ser monitorada, uma exigência das regras internacionais de estudos clínicos, e eu deveria identificar uma instituição para fazer esse trabalho, crucial para a qualidade e a validação dos dados que entrariam em um futuro dossiê para o registro da vacina. É o que chamamos de CRO, sigla para *clinical research organization*. No começo, tentei manter uma rotina, mas não raro me dei conta, ao fim de um dia de trabalho, de que havia me esquecido de comer. Acordava antes das sete da manhã e nunca dormia antes de uma da madrugada. Na corrida pela vacina, os dias eram muito longos ou, como me disse Andrew Pollard, cada semana passou a durar o equivalente a um ano.

O patrocínio da Fundação Lemann cobriria todos os custos do estudo em São Paulo. Para os testes no Rio, porém, eu ainda não tinha um patrocinador, mas imaginava quem procurar. Acionei Rodrigo Gavina, cirurgião torácico e vice-presidente da Rede D'Or. Nos anos 2000, em meio à pesquisa da vacina do rotavírus, o maior estudo que eu tinha feito até então e um dos maiores estudos de fase 3 da história, tive seguidos pneumotórax — quando o pulmão colapsa e uma bolha de ar surge entre as duas camadas da pleura, a membrana que reveste o órgão. O tratamento é cirúrgico. Foi Rodrigo quem me operou e acompanhou minha recuperação, e acabamos ficando amigos. Quando telefonei para ele com a intenção de pedir financiamento para a pesquisa, eu já estava tão submersa que me esqueci que era domingo. Ele estava voltando de uma viagem com a família, na estrada, e insistiu para que eu contasse o motivo da ligação. Eu me segurei e telefonei de volta na segunda-feira.

Rodrigo era minha melhor ponte com a Rede D'Or, o maior grupo hospitalar privado do Brasil e que tem um braço dedicado à pesquisa, o Instituto D'Or, cuja sede fica no Rio de Janeiro. Naquele momento da pandemia, em que o sistema de saúde se debatia para driblar o colapso, os investimentos da rede estavam voltados aos hospitais de campanha e tinham sido criados 500 novos leitos de UTI para atender pacientes de covid. Rodrigo hoje comenta que não se falava de vacina naquela época como viria a se falar depois, e Oxford estava na frente. Ele então levou o projeto ao fundador da Rede D'Or, Jorge Moll Filho, que, por sua vez, deu o aval para o financiamento do estudo. Segundo Rodrigo, quando foram erguidos os hospitais de campanha a busca por parceiros levou uma semana, mas com a vacina, não — era uma decisão que precisava ser tomada de um dia para o outro, não havia tempo para pensar.

Uma semana depois da reunião virtual com Oxford, já tínhamos patrocinadores e os dois centros de testes definidos. No Rio, a sede do estudo seria o Instituto D'Or, um prédio inteiro em Botafogo que nos foi cedido pela rede para recrutar e vacinar os voluntários. Em São Paulo, sob a batuta de Lily Weckx, faríamos a pesquisa no galpão da Unifesp, cuja reforma, patrocinada pela Fundação Lemann, começou antes mesmo de termos o protocolo do estudo aprovado pelo governo brasileiro — um risco que valia a pena correr.

Conversar com agências regulatórias e éticas é parte importante do meu trabalho. Há, é claro, regras internacionais de boas práticas clínicas que regem os estudos de vacinas no mundo todo, mas cada país tem normas e prazos específicos. O protocolo de pesquisa elaborado pela Universidade de Oxford precisava não só ser traduzido, mas adaptado para o Brasil. No Reino Unido, a meta era recrutar 10 mil voluntários. Já aqui, prevíamos, no começo do processo, triar e vacinar 2 mil pessoas. Diante da velocidade com que conseguimos os investidores e os centros de testagem, Andrew Pollard me perguntou se eu não conseguiria recrutar 5 mil. E era esse o número de voluntários indicado no texto do primeiro protocolo apresentado aos órgãos brasileiros. Mais tarde, em setembro, quando já tínhamos atingido a meta, nós a dobramos, e o estudo acabou por recrutar mais de 10 mil pessoas.

A cada alteração, seja no número de voluntários, seja no número de doses da vacina ou nos intervalos entre as doses, é necessária uma emenda no protocolo, que deve ser apresentada e aprovada pela Comissão Nacional de Ética em Pesquisa, a Conep, e, depois, pela Agência Nacional de Vigilância Sanitária, a Anvisa. Como pesquisadora de vacinas há décadas, eu conhecia os trâmites das agências regulatórias em diferentes países. Antes da pandemia, os projetos no Brasil levavam cerca de três meses até a aprovação, mas eu sabia que o país, a exemplo de outras nações, havia acelerado os processos para acompanhar o ritmo covid. Minha sensação, ainda assim, era de que precisávamos estar sempre um passo à frente dos problemas e, para isso, eu deveria usar todos os contatos de que dispunha.

Liguei para uma amiga, a jornalista Fabiana Bentes, que conheci quando trabalhei na GSK, uma das principais fabricantes de vacinas do mundo. Fabiana havia trabalhado no governo do Rio e tinha contatos no meio político. Expliquei que queria apresentar o projeto do estudo de Oxford e pedi o contato do governador de São Paulo, João Doria, pois Lily já havia tentado vários contatos com o governo de São Paulo por intermédio do coordenador-geral do centro de contingência de covid-19 e de sua substituta, mas não tivera sucesso, talvez devido à agenda covid no mundo. Fabiana foi taxativa: "Não, você vai falar com o ministro da Saúde."

Nelson Teich, oncologista carioca, tinha acabado de assumir o posto no governo, e era conhecido de Fabiana. Ela me passou o contato do então ministro e escrevi uma mensagem, mesmo sabendo que ele estaria num voo para visitar hospitais de campanha no Rio. Não imaginei que ele fosse responder assim que o avião pousasse. "Oi, Sue, aqui é o Nelson", disse a voz do outro lado da linha. Eu me espantei: "Ministro?" E ele: "Sue, pode me chamar de Nelson, a gente já se conhece, lembra? Como posso ajudar?". Nós dois já havíamos jantado juntos no Rio muitos anos antes, mas eu andava com a cabeça tão cheia que não me atentara à lembrança. Além disso, eu nunca havia recebido uma ligação de um ministro de Estado.

O que eu queria era começar as conversas com a Conep e com a Anvisa antes de fazer a submissão formal do projeto, que era o processo usual. Naquele momento, eu estava adaptando o protocolo, e seria mais fácil antecipar pontos críticos e resolvê-los de antemão, de modo a evitar interrupções na esteira da aprovação. A primeira pergunta que Nelson Teich me fez foi algo que eu já vinha escutando de investidores: "Se trouxermos o estudo para o Brasil, teremos acesso mais fácil à vacina?"

A resposta era sim. Ao fazer os testes do imunizante aqui, estaríamos mais próximos dos desenvolvedores, ajudaríamos a provar a eficácia do produto e, logo, o caminho para a compra de doses estaria aberto. Realizar aquele estudo era o que eu, como pesquisadora clínica, poderia fazer para trazer a vacina ao mundo o mais rápido possível. E, ao incluir meu país nessa descoberta, criaria pontes para que o produto chegasse mais facilmente aos brasileiros. De quebra, gosto de lembrar que, quando fazemos um estudo clínico, já estamos vacinando uma parcela da população — nesse caso em especial, os profissionais de saúde, grande parte dos nossos voluntários.

Estávamos em maio e, embora a pandemia caminhasse a passos largos, não existiam testes clínicos de vacinas no país. Nelson Teich sabia que a situação era crítica, com o desconhecimento sobre a doença, o contágio fora de controle e a tensão política gerada pela saída do ministro Henrique Mandetta e a chegada dele ao governo — na sua estratégia, pareceu que trazer o estudo clínico de Oxford colocaria o Brasil como um parceiro muito mais próximo da vacina.

Nelson Teich duraria pouco tempo no governo. Sua atuação foi importante para promover articulações essenciais para a pesquisa, como uma reunião da Anvisa com a MHRA (Medicines and Healthcare products Regulatory Agency). Mas ele deixou o posto no ministério ainda em maio, menos de um mês depois de assumir, e não chegou a ver o estudo ser aprovado pela Anvisa, o que aconteceu logo no início de junho.

Era o final da primeira etapa do esforço para que o estudo de Oxford de fato chegasse ao Brasil, com os centros de testagem prontos e, como gosto de dizer, a vacina na geladeira. Não estávamos nem na metade de junho, e a obra para adaptar o galpão da Unifesp já estava concluída. Dias depois, o primeiro lote da vacina chegou ao Brasil, no aeroporto de Guarulhos, São Paulo. A fórmula foi batizada de ChAdOx1 nCoV-19, ou Chadox, na versão abreviada que adotamos informalmente nos corredores dos centros. Como a Universidade de Oxford assinou um acordo com a farmacêutica AstraZeneca, a Chadox também passou a atender por AZD1222, contemplando letras do nome da indústria.

Os primeiros lotes da vacina vieram de uma fábrica na Itália, produzidos especialmente para os testes. A fórmula vinha congelada a -80 °C. Por isso, tivemos que comprar e alugar freezers especiais, que não são comumente encontrados em postos de vacinação. E precisaríamos de exemplares grandes, que pudessem também comportar as muitas amostras de sangue que coletaríamos dos voluntários. No Rio, isso não chegou a ser um problema. O freezer, instalado no térreo, passou pela entrada da garagem do Instituto D'Or. Em São Paulo, no entanto, o aparelho não passava pela porta da sala de vacinação. E, como no tiro final de uma corrida, uma semana antes de inaugurar aquele que seria nosso principal centro de testes, tivemos que convocar uma equipe para quebrar paredes e portas e, enfim, entrar com o freezer especial na sala feita para acomodar apenas duas enfermeiras e um voluntário.

Era o elemento final (e o mais importante) para que os testes da vacina enfim fossem iniciados. Começamos a convocação de voluntários principalmente por profissionais de saúde, com idade entre 18 e 55 anos, e que ainda não tivessem contraído o vírus. Para isso, cada um precisava ser testado antes de integrar o estudo. Era o que rezava o primeiro protocolo aprovado pela Anvisa. Esse documento, depois, seria alterado dezenas de vezes ao longo da pesquisa. Em outubro de 2020, concluímos o recrutamento dos mais de 10 mil voluntários no Brasil, mas a pesquisa deveria continuar até que se completasse um ano de acompanhamento do último voluntário incluído no estudo.

A uma semana de abrir as portas dos centros de testagem, liberamos as inscrições para voluntários, tanto para o Rio quanto para São Paulo. Em algumas horas, já tínhamos mais de 10 mil pessoas. Fiquei surpresa com a adesão ao estudo, o que só fazia crescer minha responsabilidade com a pesquisa. O acompanhamento de cada voluntário vacinado ao longo dos 12 meses seguintes é feito em visitas periódicas ao centro onde ele foi recrutado. Todos que embarcaram na missão de trazer o estudo de Oxford para o Brasil estavam comprometendo ali pelo menos um ano de vida.

Marcamos a inauguração do primeiro centro de testes do país para um sábado, dia 20 de junho de 2020, e avisei a meu marido que iríamos a São Paulo. Ralf sabia que eu não entraria num avião durante a pandemia e preparou o carro para a viagem. Na manhã seguinte, estávamos os dois na estrada rumo à inauguração. A saga dos 44 dias terminava ali. Outra, muito maior, estava por começar.

## Capítulo 2
# Vivências que se alinham

*"Você não precisa ter medo, você está salvando vidas. Só tem que saber a metodologia correta para fazer isso, não é de qualquer jeito."* Eu tinha 6 anos e olhava minha avó dizer aquilo enquanto estendia um bastão em direção a uma cobra a poucos metros de distância. Nós duas havíamos saído munidas da ferramenta para caçar serpentes e de uma caixa de madeira onde a presa seria depositada para, então, ser enviada ao Instituto Butantan. Ofélia Costa Fontão, minha avó paterna, seguia uma espécie de tradição familiar: caçar cobras na fazenda em Vargem Grande do Sul, no interior de São Paulo, para fornecer ao instituto na capital, a fim de que os pesquisadores desenvolvessem soros antiofídicos que, por sua vez, eram recebidos de volta na fazenda. Garantia-se, assim, que os trabalhadores e moradores da propriedade teriam tratamento rápido caso fossem picados por serpentes naquelas terras. Gosto de pensar que aquelas caçadas com a avó Ofélia foram minhas primeiras lições de saúde pública.

ERAM MUITOS OS MORADORES da Fazenda Ribeirão Preto da Forquilha, fundada por meu bisavô, o capitão João Pinto Fontão, no início do século XX. Seus onze filhos — entre eles, minha avó Ofélia — cresceram e formaram suas famílias naquelas terras. Meu pai, ainda moço, deixou a fazenda para estudar num seminário de padres. Depois desistiu da carreira religiosa, mudou-se para Brasília com o irmão mais velho e, por fim, fixou-se no Rio de Janeiro, onde logo tratou de também comprar sua terra. Voltávamos nas férias para a fazenda da família no interior de São Paulo e, nos finais de semana, deixávamos nosso apartamento no bairro de Laranjeiras rumo ao sítio de meu pai, em Pedra de Guaratiba.

Gislaine, a Laninha, uma das primas que eu reencontrava na fazenda, nunca deixou Vargem Grande do Sul. Tem orgulho de ver na cidade a praça com o nome de nosso bisavô, o capitão João Pinto Fontão, que não era militar, mas era assim chamado numa época em que as pessoas atribuíam esses títulos àqueles em quem enxergavam autoridade, nomes importantes para a cidade — ele lidava com café e empregava muita gente na região. Laninha também sempre conta os causos das caçadas da família atrás de cobras para o Instituto Butantan, elencando que o avô, tia Ofélia, tio Joãozinho, tio Heitor, todos eles faziam esse mesmo procedimento: pegavam cobras na região e colocavam naquelas caixas de madeira para enviar aos pesquisadores. E isso desde os anos 1910. A família toda caçava cobras para ajudar na fabricação do soro.

Ainda menina, incorporei aquela tradição. Eu tinha uns 10 anos quando vi um dos peões do sítio de meu pai, já no Rio, prestes a matar uma cobra coral. Gritei para impedir: "Você não pode matar, por favor. Você tem que pegar a cobra, porque isso salva vidas. A gente precisa do soro dela." Creio que não chegamos a mandar cobras do sítio do Rio para o Butantan, mas eu já tinha perdido por completo o medo, tanto que passava os sábados e domingos entre os bichos, seguindo os passos de meu pai, Antônio Carlos Fontão Costa.

Se minha irmã, três anos mais nova, gostava de ficar deitada no estábulo, brincando com os cabritos, cordeiros e bezerros, eu preferia acompanhá-lo nas visitas ao rebanho adulto. Seguia da sede da fazenda até o pasto de bicicleta, em aventuras pelo chão batido que me legaram uma coleção de cicatrizes nos joelhos. Muitas vezes fazia o trajeto a cavalo e corria para observar meu pai no trato do gado, com os mesmos olhos curiosos com que um dia observei minha avó Ofélia em suas caçadas por cobras. Lembro das longas conversas que ele tinha com os veterinários no curral, quando decidia sobre as vitaminas que seriam administradas e o sal que seria misturado ao mato picado para alimentar o gado. Não raro, cuidava ele próprio da saúde do rebanho. Uma vez, eu o vi aplicar soro numa vaca adoecida, deitada no estábulo. Intrigada, eu a observei por algum tempo — não me recordo ao certo se uma ou duas horas, indo e vindo entre os veterinários e meu pai — e ainda hoje lembro de forma bastante vívida a surpresa que tive ao ver o bicho recuperado se levantar. Dormi pensando naquele soro que meu pai havia usado para salvar um animal.

Também me fascinavam os dias de vacinação do gado. Eu já gostava de entender e perguntar sobre a engorda do rebanho, mas os dias de vacinação, para mim, eram particularmente intrigantes. Os animais eram dispostos em fila indiana e seguiam por um corredor, onde lhes aguardava um veterinário com uma pistola de agulha. Dentro dela, estava o líquido que seria injetado no pescoço do animal. Meu pai acompanhava tudo, e eu o seguia.

Ele era tão devotado ao cuidado dos animais e tão próximo dos funcionários que era convocado a qualquer hora para resolver problemas. Certa madrugada, Baixinho, o capataz da fazenda, foi até a sede e o acordou com uma emergência. Uma vaca, em trabalho de parto havia algumas horas, estava prestes a morrer. Meu pai se trocou, e eu, uma garota de 10 anos resolvida a auxiliar no parto, também. Chegamos ao curral e, depois de um breve exame, meu pai nos avisou que o bezerro estava "virado" e, com a mão, girou o novilho e o puxou de dentro da mãe. Não por acaso, cresci com a ideia de que meu pai era um herói.

Na cidade do Rio, onde administrava uma imobiliária durante a semana, ele nos levava para passeios de carro. Íamos a comunidades ou a orfanatos, porque, dizia meu pai, eu e minha irmã tínhamos de conhecer outras realidades para além daquela em que vivíamos. Minha primeira escola foi na Urca, vizinha ao Pão de Açúcar e com vista para a Praia Vermelha, onde minha mãe, Rosa Lucia Fernandes Costa, esperava o fim das aulas para nos levar para casa. Depois, mudei para o Colégio da Providência e, por fim, para a Escola Municipal José de Alencar, em Laranjeiras. Cresci ali, brincando nos jardins do Parque Guinle e do Palácio Guanabara.

Preocupado em nos tirar da bolha de privilégios, meu pai nos colocava no carro e dizia, a caminho da Rocinha, que íamos entrar nas casas de outras pessoas e que deveríamos aceitar com gentileza o que nos fosse oferecido. "Para café, água ou comida não se diz não", ele explicava. "Somos todos iguais." Era também o que repetia quando nos levava ao Educandário Romão Duarte, no bairro do Flamengo e ao Instituto João Alves Afonso, em Laranjeiras. Íamos para conversar e brincar com os órfãos à espera de adoção. Um pouco mais velha, eu usava as visitas para ler para as crianças e tempos depois teria ali, no Instituto João Alves Afonso, meu primeiro trabalho com carteira assinada, ajudando a alfabetizar os internos. Aqueles passeios pela cidade também foram lições de igualdade que, mais tarde, eu tentaria incorporar ao meu trabalho na saúde pública.

Aos 10 anos, minhas tias diziam que eu era a mais curiosa das crianças da família. Minha madrinha, Suzana Fernandes, era veterinária e, como eu vivia às voltas com perguntas sobre doenças e animais, ela me deu de presente um livro que seria o meu preferido na infância. Eu carregava a edição para onde ia, para as viagens à fazenda, para as leituras no educandário, para a hora do recreio. Não era um exemplar com histórias de princesas, contos de fadas ou fábulas. Era um livro sobre esquistossomose. A madrinha não estranhava meu gosto e trazia mais e mais exemplares do Instituto Vital Brazil, um laboratório do governo do estado do Rio de Janeiro que trouxe para o país, por exemplo, a vacina BCG. Minha madrinha também me deu o brinquedo de que eu mais gostava: um kit com microscópio e pequenas lâminas.

***

Na época de prestar vestibular, eu já tinha certeza de que queria ser médica e que, dentro da medicina, meu caminho seria o da pediatria. Como também gostava de doenças infecciosas, acabei por me especializar em infectologia pediátrica. Gostava de crianças por serem a base da saúde pública. Não existe adulto saudável se a criança não se desenvolve direito. Terminei a faculdade de medicina na Universidade Souza Marques e logo iniciei a residência naquele que era, à época, o hospital de pediatria mais importante da cidade, a Policlínica Geral do Rio de Janeiro, cujo chefe era o consagrado professor Walter Telles. E, como já gostava de pesquisa, eu me desdobrava entre o atendimento na clínica e os estudos no Instituto de Pós-Graduação Médica Carlos Chagas. Fazia ali pesquisas pré-clínicas, aquela primeira parte dos ensaios de medicamentos e vacinas, quando testamos os produtos em animais. Eu já tinha iniciado essas pesquisas na faculdade, no módulo de cirurgia experimental e metodologia de pesquisa, e resolvi seguir aprendendo e pesquisando, me aperfeiçoando.

Talvez por ter visto o trabalho de meu pai com o gado na fazenda, eu tinha vontade de operar bichos. Também me parecia uma forma de me preparar para realizar cirurgias em pessoas. E assim operei coelhos, gatos, cachorros, ratos e sapos — estes, aliás, os bichos que mais me incomodavam e com os quais me recusava a trabalhar. Como gostava de estudar o fígado, me juntei a um grupo de pesquisadores que procuravam entender os fatores de crescimento hepático. Mais tarde, com outra turma, passei a investigar a eficácia de cremes para a cicatrização de queimaduras em ratos. O estudo dos cremes tinha o objetivo de acelerar a recuperação dos pacientes com grandes queimaduras. Desse tempo, carrego uma experiência rara entre meus pares e um dedo "comido" por um rato. O bicho despertou da anestesia no meio de uma operação e conseguiu roer parte de meu indicador antes que eu me defendesse.

Eu tinha todos os dias da semana tomados pela clínica e pela pesquisa — e, já um tanto workaholic, planejava meu mestrado. Sempre fui fã de parasitologia, desde aquele livro sobre esquistossomose que marcou minha infância. Decidi que meu mestrado, na Universidade Federal Fluminense (UFF), seria sobre parasitose infantil. Como me interessavam a pesquisa e a realidade brasileira, escolhi estudar a prevalência de parasitas numa comunidade escolar no Ceará. E em agosto de 1994 fui para Juazeiro do Norte.

Passei três meses na cidade. Ali, desenvolvi e realizei meu primeiro protocolo de pesquisa. Os números eram muito mais modestos do que aqueles que eu usaria em estudos de vacinas anos depois, e eu não tinha ideia da trajetória que se iniciava naquele momento. Tinha início um novo capítulo da minha vida: a pesquisa clínica, ou seja, em pessoas. Até então, eu só havia comandado estudos em animais, de fase pré-clínica. Meu mestrado previa a investigação de 381 crianças, com idade entre 5 e 16 anos. Duas médicas me ajudavam no trabalho de examinar as crianças e coletar suas fezes para investigar a presença de um ou mais parasitas. Ao fim do estudo, como previa o protocolo da pesquisa, dei palestras sobre higiene básica e medidas sanitárias preventivas para pais e professores.

★★★

O projeto do mestrado também foi meu primeiro contato com a indústria farmacêutica. Para que eu pudesse viver três meses no Ceará e, em especial, para que pudesse tratar aquelas 381 crianças, eu precisava de dinheiro. Eu não sabia, mas naquele momento já estava desenvolvendo os músculos para o que faríamos quase 30 anos depois, com a pesquisa da vacina de Oxford: acionar contatos, apresentar orçamentos e pleitear recursos. Pesquisa não é só o ato de administrar o medicamento ou o imunizante. Existem um antes, um durante e um depois. É preciso um árduo trabalho nos bastidores para viabilizar os estudos e chegar a resultados que sejam traduzidos em ações de saúde pública. Levar o medicamento ou o imunizante à população é o objetivo maior de um cientista. Siginifica salvar vidas, tratar, ajudar em estratégias de saúde no âmbito local e global.

Na época, procurei minha principal referência em pesquisa médica, o professor doutor Ernani Vitorino Aboim Silva, então diretor do Instituto Carlos Chagas, que tive como um mestre em minha carreira. Falecido em junho de 2020, ele foi meu professor na universidade e me apresentou o mundo real da metodologia de pesquisa e suas aplicações. Quando recorri a ele, queria que me ajudasse a encontrar uma forma de conseguir o vermífugo para tratar as crianças. Aboim me perguntou se a farmacêutica SmithKline Beecham fabricava aquele medicamento. Respondi que sim, e ele levou meu pedido ao presidente da indústria no Brasil. A ponte estava feita. Apresentei o projeto e recebi não só o vermífugo como os recursos para todo o estudo. Eu não sabia, mas esse seria o meu início na indústria farmacêutica: ao finalizar o estudo e apresentar a tese de mestrado, fui convidada pela SmithKline Beecham para trabalhar no departamento médico, em pesquisa clínica com medicamentos. Na época, não aceitei trabalhar em tempo integral, optando por fazer uma consultoria. Estava apenas iniciando meu aprendizado e queria seguir uma carreira acadêmica e de pesquisa internacional.

Eu tinha feito residência pediátrica na Policlínica do Rio de Janeiro, com um dos maiores pediatras da história do país, o professor Walter Telles, e no Children's Hospital da Filadélfia, por intermédio de uma bolsa internacional da Educational Comission for Foreign Medical Graduates. Terminado o mestrado, voltei para a Filadélfia, e estava lá quando fui chamada de novo pela SmithKline Beecham — agora a entrevista era para trabalhar no Brasil, montando uma equipe de vacinas dedicada à América Latina. Novamente um emprego em tempo integral. Até aquele momento, eu seguia fazendo consultorias para medicamentos, algo que não me interessava mais. Eu queria investir em infectologia, e os produtos com os quais trabalhava eram voltados para a psiquiatria. E continuava temendo que trabalhar em tempo integral me desviasse da carreira acadêmica. Eu passara a integrar a equipe de professores assistentes e coordenava os cursos preparatórios para residência do Instituto Carlos Chagas, onde conheci grandes nomes da medicina, com os quais interajo até hoje. Não queria me desligar da universidade — como nunca me desliguei.

Então, em 1995, aceitei um emprego na Filadélfia e pedi para deixar o cargo de consultora em meio período no departamento médico da SmithKline Beecham Brasil. Estava lá, de malas prontas para voltar ao Rio a fim de organizar minha mudança definitiva para os Estados Unidos, quando um diretor da SmithKline me perguntou: "Por que você não volta para o Brasil via México?" Gargalhei. Ele explicou que estava lá, na Cidade do México, "um monstro das vacinas", um alemão muito direto e duro, o mais exigente dos chefes da SmithKline Beecham. Dei de ombros. Não queria trabalhar em indústria, não iria atrás de um visto para o México só para aceitar aquela sugestão. Mas a informação que veio em seguida foi tentadora: o "monstro das vacinas" queria criar um braço de pesquisas na América Latina e gostaria de me entrevistar para trabalhar no departamento.

O "monstro" era Ralf Clemens. Ele já era conhecido por ter levado ao mercado dezenas de vacinas, como vice-presidente global da SmithKline Beecham (que, em 2000, passaria por uma fusão com a empresa Glaxo Wellcome e se tornaria a gigante GSK). Quando cheguei ao México para nossa primeira reunião, deparei com um homem sem sapatos e vestindo jeans. Quem vai entrevistar alguém de jeans? E descalço? Eu olhava intrigada para Ralf do outro lado da mesa.

Estava bem preparada para a entrevista. Levei um dossiê impresso com os dados epidemiológicos e de cobertura vacinal do Brasil e distribuí a todos os executivos presentes. As perguntas que Ralf pretendia fazer estavam respondidas no meu dossiê. Quando ele me questionou sobre qual seria a primeira vacina que eu incluiria no plano de imunização que discutíamos, eu disse: hepatite B. Era justamente a vacina que estavam prestes a testar.

Embora tenha gostado do projeto da empresa, voltei para o Brasil sem aceitar o emprego. Temia o rótulo de "médico de indústria", que na época (e talvez ainda hoje, infelizmente) era um profissional menos prestigiado no meio. Eu já tinha um bom trânsito entre pesquisadores acadêmicos, já era um deles, ainda que iniciante. Frequentei os laboratórios e institutos de pesquisa sempre que pude, durante a faculdade e no período da residência. Consegui bolsas de estudos, fui pesquisadora do CNPq por anos, briguei por vagas de monitoria em grupos de pesquisa, só para ter a chance de ficar colada aos pesquisadores que admirava. A SmithKline Beecham insistiu. Num novo convite para trabalhar para eles, ainda em 1995, viajei até a Bélgica, o QG de vacinas da empresa. Lá, fui apresentada ao primeiro projeto do departamento da América Latina, um estudo de soroepidemiologia de hepatite A, B, varicela e herpes em 12 países. Para um pesquisador, aquele convite era um sonho. Resolvi aceitar com uma condição: não me desligaria da vida acadêmica. Isso viria a fazer toda a diferença na minha carreira. Ser professora de universidade me distanciava dos estereótipos da indústria. Eu tinha acesso aos pesquisadores e profissionais a quem admirava e cujo trabalho me interessava. Mais tarde, no time que liderei na América Latina, todos os integrantes teriam essa vertente acadêmica.

Comecei na SmithKline Beecham no Brasil, no departamento médico, e quando me transferi para Bélgica migrei para a área de assuntos regulatórios, como diretora clínica adjunta. Depois, passei a diretora médica da área internacional, que abarcava os estudos de vacinas na Ásia, na África e na América Latina. Àquela altura, eu já estava casada com Ralf Clemens, o homem tido como o "monstro das vacinas" e que chefiava o departamento global de imunizantes da então GSK. Para evitar conflito de interesses, nunca tive vínculo hierárquico com ele na empresa. Morávamos na Bélgica, mas viajávamos muito, coordenando estudos clínicos em diferentes países ao mesmo tempo. Quando a GSK decidiu tocar a megapesquisa do rotavírus, fiquei à frente dos testes e me mudei para os Estados Unidos. Como os estudos seriam realizados na América Latina, era bom que eu tivesse uma base mais perto da região. E a empresa precisava de alguém com conexões locais, que conhecesse pesquisadores e o funcionamento das agências regulatórias regionais e que pudesse fazer conexões com a Opas, a Organização Pan-Americana da Saúde, peça-chave para as pesquisas e introdução de vacinas na América Latina.

O chefe de vacinas na Opas era, então, Ciro Quadros, que mais tarde seria nomeado pela OMS o "herói das Américas em saúde pública". Ele era temido na indústria, conhecido por nem mesmo receber os médicos das empresas e por ser duro nas reuniões. Era uma ponte importante para projetos como o do rotavírus. E eu conseguia fazer esses contatos por conta do respeito conquistado como pesquisadora acadêmica. Por muitos meses, eu pegava o trem cedo na Filadélfia em direção a Washington, onde está a sede da Opas, na esperança de me encontrar com membros do comitê de vacinas, jamais esperando ser recebida pelo grande chefe, só por alguém de seu time. Iniciei as conversas semanais apresentando o projeto de desenvolvimento clínico, os estudos epidemiológicos e suas atualizações. Quando o próprio Ciro Quadros apareceu no meio de uma das reuniões, gelei. Fiquei sem palavras. E lá estava ele: o homem que interrompeu uma guerra na África para vacinar contra a varíola e ajudar na erradicação do vírus. Eu mal podia acreditar.

O apoio de Ciro Quadros foi fundamental para o desenvolvimento e registro da vacina de rotavírus da GSK e abriu muitos caminhos para um melhor entendimento entre a indústria e a Opas. Aprendi muito com ele e tenho a honra de dizer que trabalhamos muito juntos, e por muitos anos, até que ficamos amigos. Eu o convidei para a palestra de abertura do mestrado em vacinologia da Universidade de Siena, anos mais tarde. Foi um grande reconhecimento tê-lo pessoalmente na inauguração. Depois, já na Fundação Gates, em projetos como o da nova vacina da pólio, eu o chamei para presidir o comitê independente de segurança, função que ele cumpriu de forma brilhante até seus últimos dias. Doutor Ciro, como eu o chamava, morreu em 2014 e foi um nome fundamental para a erradicação da pólio nas Américas. Semanas antes de sua partida, durante uma reunião de comitê em que eu representava a Fundação Gates, já bem abatido, ele segurou minha mão e disse: "Sue, corra com esses resultados para que eu possa ver uma nova vacina nascendo." Infelizmente, isso não aconteceu. O "herói das Américas", que contribuiu para o desenvolvimento da nova vacina oral para a pólio, não pôde ver a fórmula registrada, o que só aconteceria anos mais tarde.

Em 2020, em meio às pesquisas da vacina de Oxford contra a covid-19, percebi de forma ainda mais evidente a importância (e a vantagem) de minha experiência nos dois mundos — o da academia e o da indústria. Nas reuniões diárias com Andrew Pollard, o diretor da pesquisa de Oxford, eu o escutei algumas vezes dizer, em tom de brincadeira: "Me deixa ser só uma universidade de novo, porque a gente não tem experiência em fazer pesquisa do porte de uma farmacêutica." Via Andrew surpreso e atribulado com questões que ele desconhecia, pelas quais eu já tinha passado. Lidar com agências regulatórias e planejar o registro de uma vacina, por exemplo, não costuma ser parte de uma pesquisa acadêmica. Quando me convidou para coordenar os estudos no Brasil, acho que Andrew considerou minha experiência com o ofício de ponta a ponta.

Meus familiares de Vargem Grande do Sul souberam do meu novo trabalho pela imprensa. Embora fôssemos parentes distantes, primas de quarto grau, Laninha e eu tínhamos um vínculo forte. Mesmo morando há mais de vinte anos fora do Brasil, sempre telefonei, mandei cartas e e-mails que ela diz guardar entre os postais que meu pai também enviava quando se mudou para o Rio. Devido à pandemia, porém, não mantínhamos um contato frequente. Laninha disse que estava assistindo à televisão distraidamente e levantou os olhos quando ouviu uma voz familiar. Era a minha. "Eu nem prestei atenção direito no assunto, corri para buscar o telefone", ela me contou depois.

Laninha ligou para outra prima, Ligia, a Lili, como é conhecida desde criança. Outra parente bem distante, mas perto do coração. Nós três íamos juntas aos bailes no clube em Vargem Grande do Sul. Lili se mudou para São Paulo e eu saí do país. Nós duas, então, não nos falamos mais. Ela diz que precisou de uma pandemia para que a gente se reencontrasse.

Psicóloga, Lili quis ser voluntária no estudo — um dos critérios para participar dos testes era a alta exposição ao vírus, e os profissionais de saúde, pelo ofício, eram o público principal. Expliquei a Lili os caminhos para a inscrição, e ela aproveitou para inscrever também o marido, que eu nem conhecia. Ele era dono de uma autoescola em São Paulo e não interrompeu o trabalho durante a pandemia. Os dois foram convocados para a primeira entrevista no centro paulistano de testagem. Lili, que vinha fazendo o atendimento on-line de seus pacientes, não foi considerada altamente exposta ao vírus e foi rejeitada pelo estudo. Já o marido foi recrutado para participar da pesquisa.

Com o reencontro da família, vieram também as histórias da infância. Em agosto de 2020, numa das visitas que fiz ao centro de São Paulo para acompanhar o trabalho da equipe de perto, reencontrei Lili. Desde o início dos estudos, voltei a trocar mensagens frequentes com Laninha. Vez ou outra, ela me manda biscoitinhos da padaria Zé Candinho, que eu costumava frequentar com meu pai em Vargem Grande do Sul. Quando passaram a chegar à minha casa no Rio, os quitutes da infância me encontraram com 52 anos, como a me lembrar que aquela menina que um dia aprendeu a caçar cobras para extrair soro antiofídico é parte da pesquisadora que, em 2020, estava no time que buscava uma vacina para uma das maiores pandemias da história.

# Capítulo 3

# Sinal verde para a testagem brasileira

Recebi a confirmação na sexta-feira à noite. Depois de 44 dias pendurada ao telefone em conversas com patrocinadores e pesquisadores para trazer o estudo da vacina de Oxford ao Brasil, era aquela a ligação que faltava para, enfim, inaugurar o primeiro centro de testes do país. Eu esperava o telefonema com a green light, como chamamos essa autorização para começar a testagem, desde o início da semana. Já passava das sete da noite quando o telefone tocou, e o gerente de projeto da AstraZeneca, André Santa Maria, confirmou: "Temos a green light do patrocinador." Dei um pulo da cadeira e, sem tempo para me emocionar, liguei para Lily Weckx, a investigadora do centro de testes de São Paulo: "Vamos abrir amanhã", avisei. "É um sábado", ela ponderou, mas não havia motivo para esperar até segunda-feira. Tínhamos tudo pronto para abrir — o espaço da Unifesp já era um centro qualificado de testes, os funcionários estavam treinados e as vacinas, no freezer. No dia seguinte, antes das sete da manhã, eu e Ralf entramos no carro para a viagem até São Paulo. Enquanto ele dirigia, eu acertava os detalhes finais com Lily ao telefone.

ERA A ABERTURA OFICIAL DO nosso primeiro centro, mas decidimos que não haveria imprensa, apenas um brinde simbólico com funcionários do estudo, representantes da Unifesp e do Hospital São Paulo, que tanto se esmeraram para bater esse recorde e iniciar o primeiro estudo de fase 3 para uma vacina contra a covid-19 nas Américas. Vinculado à universidade e vizinho do centro de testes, o Hospital São Paulo seria um grande parceiro da pesquisa e muitos de nossos voluntários viriam de lá. Pedi a Lily que mandasse fazer às pressas uma faixa em agradecimento à Fundação Lemann, patrocinadora do braço paulistano da pesquisa. No carro rumo a São Paulo, eu levava um isopor com garrafas de champanhe, mas repetia que aquela seria uma cerimônia singela e rápida. A preocupação era a privacidade dos voluntários. Por isso não autorizamos anúncios para a imprensa nem deixamos que jornalistas fizessem imagens de procedimentos com os voluntários.

Troquei de roupa no carro mesmo, para chegar apresentável à inauguração. Ralf cuidou de servir champanhe nas tacinhas de plástico distribuídas aos poucos convidados. Fizemos uma roda na calçada em frente ao centro, mantendo o distanciamento. "É um privilégio para nós, da Escola Paulista de Medicina, sediar esse estudo. Que consigamos mostrar que somos merecedores dessa confiança. Que tudo corra bem", disse Lily, puxando o brinde na roda.

Entramos no centro na hora do almoço, e Lily apresentou cada ambiente aos representantes da Unifesp que, até então, conheciam aquele espaço como um galpão abandonado. O centro de testes da vacina em São Paulo é um longo corredor que termina numa sala ampla. O projeto arquitetônico foi pensado para seguir o fluxo da pesquisa. O voluntário passa pela recepção, segue para a primeira sala, onde tem os sinais vitais avaliados, e vai para uma segunda sala, um consultório. Lá, conversa com um médico que lhe explica os trâmites da pesquisa. Em seguida, segue ou para uma sala de coleta de exames ou para a vacinação, a depender do dia da visita. O famigerado freezer de vacinas, que nos obrigou a quebrar paredes depois da reforma para ser instalado, fica na sala vizinha ao local de vacinação.

Enquanto Lily fazia a visita guiada pelo centro, uma mulher esperava, inquieta, o início do atendimento. Era Denise Abranches, cirurgiã-dentista e coordenadora da odontologia do Hospital São Paulo. Despachada, ela dizia aos funcionários na entrada: "Acaba logo isso, gente, que eu quero entrar." Eu ri. Denise era a primeira voluntária — e estava ali brigando para manter seu título. Fora a primeira a se inscrever e chegara na manhã de sábado horas antes da abertura, para garantir que não haveria outro inscrito mais rápido que ela. E não houve. Denise foi, como gosta de dizer, a primeira pessoa a entrar na pesquisa para a covid-19 no Brasil, a nossa número 1.

O primeiro dia de um centro de testes é um teste para o centro. Precisamos entender se o fluxo planejado funciona na prática. Por isso, na inauguração, cronometramos cada etapa do processo. A ideia é saber se o tempo da consulta médica, por exemplo, é aquele que imaginamos. Ou ainda qual é o tempo de manipulação da vacina. O primeiro lote de Chadox chegou ao Brasil na versão congelada. Uma enfermeira tinha de segurar o frasco na mão por alguns minutos para, então, fazer a diluição. Cada frasco não continha apenas uma, mas quatro doses. E, depois de aberto, ficava válido por cerca de quatro horas. Ou seja, era preciso azeitar o fluxo para evitar perdas de vacina.

Mas isso não dependia só do trabalho do centro. Era um sistema eletrônico que definia se o voluntário receberia ou não a vacina de Oxford. Nos estudos clínicos, para efeito de comparação, cria-se um braço da vacina em teste e outro com um placebo ou uma vacina de controle. Escolhemos a segunda opção, com a vacina de controle. O voluntário, a depender do sistema de randomização, poderia receber a Chadox ou a meningocócica ACWY. Nem voluntários nem funcionários sabem qual vacina foi aplicada. Os dados são revelados apenas ao final da fase 3, quando são feitas as análises de eficácia.

Como a informação sobre a vacina aplicada é mantida em segredo, os processos dentro dos centros são minuciosamente detalhados e devem ser seguidos à risca pela equipe. Um desvio pode desqualificar o estudo ou os dados do voluntário — e o cuidado para que não ocorram falhas precisa começar já no primeiro dia. Um erro não corrigido logo no início, eu costumo dizer aos pesquisadores, é um erro que anda e se multiplica. Por isso, nos primeiros dias, tudo fica mais lento, para depois ganhar velocidade. No sábado de inauguração em São Paulo, fizemos a triagem de apenas oito voluntários. Mais tarde, num dia de trabalho normal, a equipe do centro chegaria a recrutar 150 pessoas. Era "a Ferrari dos centros" do Brasil, eu dizia, para deleite dos funcionários. Tempos depois, comprei uma Ferrari de brinquedo para o centro, ostentada com orgulho na sala de Lily.

Voltei para o Rio no fim da tarde daquele mesmo sábado. Ralf dirigia e eu seguia pendurada ao telefone. Primeiro, conversando com Andrew Pollard, nós dois emocionados pelo início dos testes no Brasil. Em seguida, falando com Lily sobre os problemas detectados no primeiro dia de São Paulo e, por fim, acertando os detalhes da abertura do centro de testes carioca, marcada para a sexta-feira seguinte. Anunciamos que o o Instituto D'Or de Pesquisa e Ensino (Idor) passaria a receber os voluntários na tarde de 26 de junho, mas, pela manhã, eu ainda corria atrás dos papéis para que pudéssemos abrir as portas. O contexto era tão estressante que dispensamos qualquer evento de inauguração.

Cheguei a pensar que não conseguiríamos começar no dia marcado. O cenário se desenhava pouco favorável: era feriado em Oxford, e o sujeito com quem eu precisava tratar dos últimos detalhes do contrato de seguro do estudo estava de folga; por aqui, o representante da direção da Unifesp estava prestes a sair de São Paulo. Conseguimos encontrá-lo a caminho de sua fazenda e pedimos que voltasse para assinar alguns papéis. Eu estava desde às sete da manhã emendando telefonemas e desatando nós de burocracia, enquanto a equipe do Idor me procurava, insistindo em abrir as portas naquele dia, mesmo com a confusão instalada. Não queriam, com razão, mandar voluntários para casa. Seria um tiro no pé para a pesquisa. Por outro lado, sem a documentação completa, não podiam nem sequer tocar nos voluntários. Houve um atraso na assinatura da documentação no

Reino Unido e não nos avisaram por causa do feriado, mas nossos colegas britânicos acharam a saída.

Às duas da tarde conseguimos, enfim, abrir as portas, e o time chegou a fazer a triagem de cinco pessoas. Eu mesma só tive tempo de ir até lá no segundo dia. E o ritmo estava muito distante do esperado. Não passamos de dez pessoas triadas. Então decidi seguir um voluntário para entender o percurso dele dentro do centro. Se na Unifesp tínhamos um corredor que propiciava o bom fluxo dos participantes da pesquisa, desde a recepção até a vacinação, no Rio o roteiro passava por três andares, o que naturalmente deixava o processo mais lento. As instalações do centro eram fantásticas, mas precisávamos azeitar a máquina para uma pesquisa de alto recrutamento. Velocidade com qualidade era crucial, e isso deveria ser feito respeitando o distanciamento social. Assim, adaptamos parte da garagem do térreo para receber os voluntários. Algumas vagas para carros foram interditadas e ocupadas por cadeiras, numa sala de espera improvisada, mas funcional.

O tempo de permanência do voluntário nas instalações estava longo demais, e isso poderia reduzir o engajamento na pesquisa. O centro do Rio nunca havia conduzido pesquisa clínica em vacinas. A esse desafio somava-se o fato de ser um estudo em larga escala que exigia recrutamento rápido e volumoso, e tudo isso em meio à pandemia, com o mundo de olho nas pesquisas. Então minha dedicação no Rio era redobrada. Contratei ajuda especializada do Panamá, trazida dos meus estudos na América Latina.

A investigadora-chefe do Rio, que eu mesma indicara, era a doutora Ana Maria Pittella. Ela foi minha professora e, enquanto eu ainda terminava a faculdade, já havia participado de estudos de vacinas de hepatite A e B. Tenho confiança total no trabalho dela, mas sabia que o time que ela liderava nunca havia trabalhado com testes clínicos para uma vacina. O Idor tem uma trajetória reconhecida em pesquisas de oncologia. Em um estudo de medicamento de câncer, o centro pode receber dez pacientes num mês. Para um estudo de vacina em ritmo covid, porém, aquele modelo não servia. A preocupação, então, era treinar os médicos, enfermeiros e demais profissionais para que o processo ganhasse agilidade sem perder de vista o rigor da pesquisa. Um dia depois da inauguração, convoquei uma reunião com toda a equipe. "Vamos mudar tudo", eu disse, enquanto o time me olhava em choque.

Notamos que o problema da velocidade de recrutamento do Rio já começava antes da chegada ao centro: o voluntário se inscrevia pelo site e marcava, ele próprio, a visita. Não funcionou. Isso porque os participantes escolhiam horários diversos ou não escolhiam, e os dias não eram preenchidos adequadamente, o que quebrava a continuidade da vacinação. Era melhor definir a agenda de acordo com o fluxo da pesquisa no centro, como era feito em São Paulo. Lá, parte da equipe trabalhava fazendo as marcações. E isso se faz, digamos, à moda antiga: contatando por telefone e por mensagens cada pessoa inscrita. De nada adiantaria termos a estrutura maravilhosa do Idor e os muitos médicos da rede disponíveis sem o voluntário, elemento central da pesquisa. Parte do time foi então deslocado para a função de telefonar e agendar as visitas, em linha direta com cada voluntário.

Com essa mudança, o estudo no Rio começou a deslanchar quase de imediato. As vacinas ficavam no depósito central em São Paulo e iam sendo deslocadas conforme a agilidade de cada centro.

Meu trabalho na coordenação nacional do estudo abarcava as partes científica e médica, os centros de testagem, o acompanhamento junto à CRO que fazia a monitoria da pesquisa (AstraZeneca) e ao patrocinador (Oxford), o contato direto com as agências regulatórias e de ética e com os nossos financiadores (Fundação Lemann e Rede D'Or). Precisava estar o tempo inteiro à frente dos acontecimentos, tentando prever os próximos passos operacionais. Era responsável por gerar e apresentar regularmente os relatórios a todos os parceiros e ao DSMB (Data and Safety Monitoring Board, o comitê independente de segurança). As mensagens no meu celular pipocavam. "Podemos aceitar no estudo uma pessoa com doença autoimune?", perguntava um médico do Rio. "Um voluntário em tratamento de câncer pode participar?", questionava outro. "Estamos com estoque baixo de agulhas." Ou ainda: "Um voluntário foi hospitalizado porque decidiu fazer uma cirurgia plástica." Se o sujeito está incluído no estudo, qualquer hospitalização é registrada como evento adverso grave, mas a descrição e a relação ou não com a vacina devem ser documentadas. Era a mim que todas as dúvidas chegavam — e era Andrew Pollard a quem eu reportava tudo, quase diariamente.

Estávamos em julho, e os processos e o recrutamento fluíam melhor. O centro de São Paulo, cuja meta era recrutar 2 mil voluntários, já recebia centenas de participantes por dia. No Rio, onde o estudo previa recrutar mil pessoas, os testes finalmente tinham engrenado. Com a boa velocidade de recrutamento, eu precisava de mais doses do que as que havia recebido inicialmente. Era a condição para não interromper o estudo — um pesadelo que eu não queria enfrentar naquele momento. Mas a produção de vacinas estava aquém da demanda dos centros de testes. Além do Brasil, àquela altura, Reino Unido e África do Sul também vinham recrutando voluntários.

Precisei fazer pressão nas conversas com Andrew para que mais doses viessem para cá. Ficou claro que, se não recebêssemos a vacina, o recrutamento seria interrompido. E ele sabia dos riscos que isso representava, uma vez que o estudo na África havia começado muito depois do planejado e o recrutamento estava muito aquém do esperado. O Brasil era a esperança, ao lado do Reino Unido, de termos uma vacina para o mundo ainda naquele ano. Pesam nessa conta não só o impacto logístico de uma interrupção, mas também a repercussão na imprensa que, em efeito dominó, desestimula a inscrição de potenciais voluntários e o engajamento daqueles que já estão no estudo. Os dados convenceram o chefe da pesquisa de Oxford de que os centros brasileiros recrutavam mais rápido que os africanos. E assim conseguimos deslocar mais vacinas para cá.

Eu conversava toda noite — algumas vezes já deitada na cama, prestes a dormir — com Lily Weckx, a investigadora dos estudos na Unifesp. Nessas conversas, costumávamos repassar os problemas do dia e as pendências para a manhã seguinte. Numa noite, Ralf, que sempre se preocupou com minha saúde e com o excesso de trabalho, avisou: "Se você não desligar, eu vou arrancar o telefone da sua mão." Lily e eu caímos na risada. Ela também vinha estendendo o horário de trabalho até muito tarde. Deixava o centro de testes depois das onze da noite e voltava nas primeiras horas da manhã.

Em agosto de 2020, eu tinha voltado a São Paulo para celebrar com o time a inclusão do candidato de número 2 mil, fechando a missão do recrutamento esperado para aquela unidade. Após seis horas de viagem de carro, cheguei ao centro e logo me vi rodeada pelas câmeras da HBO, que fazia um documentário sobre a pesquisa da vacina de Oxford e tinha insistido em acompanhar o dia de um voluntário, além do cotidiano dos profissionais do centro de testes. A universidade britânica havia autorizado as filmagens, mas Andrew Pollard e o departamento de comunicação tiveram de me convencer para que eu autorizasse as gravações em São Paulo. No Reino Unido, Andrew havia consentido que registrassem a vacinação desde a manipulação da vacina até o ato da aplicação no braço do participante. Com isso não concordei. Mais uma vez, repeti que era preciso garantir a confidencialidade e a segurança do voluntário na pesquisa. Quanto à gravação do trabalho no centro, tudo bem, até porque a HBO, por contrato, não poderia incluir no documentário nada que não fosse previamente aprovado pela universidade.

Além disso, o filme só iria ao ar depois do registro da vacina, ou seja, não se tratava de uma gravação ao vivo ou de uma edição que poderia desrespeitar a ética da pesquisa — para mim, o que há de mais sagrado nesse trabalho.

Por fim, com todos os cuidados e sabendo do contrato da HBO com Oxford, eu tinha concordado com as gravações e organizado tudo para que ocorressem no dia em que completamos os 2 mil recrutados em São Paulo. Em relação aos voluntários, se eles concordassem com as câmeras em suas casas ou a caminho do centro de testes, não havia problema. Dentro da unidade, no entanto, só seriam feitas imagens da sala de espera: nada de cenas no ato da vacinação, do exame físico ou da coleta de sangue do voluntário.

Quando entrei no carro para voltar ao Rio, Andrew Pollard me telefonou. Em vez de nos dar os parabéns pela meta batida em São Paulo, ele logo me perguntou: "Sue, o que acha de dobrarmos o número de voluntários no Brasil?" Fiquei absorta. Não esperava aquele pedido, mas, no mesmo instante, comecei a pensar em abrir outros centros de testes. Pedi a ele um tempo para refletir. A responsabilidade só aumentava. Naquela época, já havíamos adicionado um terceiro centro e passado a um total de 5 mil voluntários — e Andrew agora me pedia para chegarmos a 10 mil. Como a África do Sul não recrutava a contento e os resultados das fases 1 e 2 eram muito promissores, eu tinha que tentar. Os brasileiros seriam personagens centrais na prova da eficácia da vacina.

Quando a AstraZeneca firmou parcerias com fábricas pelo mundo para produzir mais doses, vimos que a empreitada valeria a pena: não teríamos problemas de falta de doses para a pesquisa, como aconteceu no início, e, caso comprovássemos a eficácia da vacina, a produção para o mundo estava garantida. A curva de casos no Brasil crescia e outras farmacêuticas já iniciavam seus testes no país. Era de fato necessário avançar em novas frentes além de São Paulo e Rio.

Nesse contexto se deu a busca pelo terceiro centro. Eu estudava as curvas e, em paralelo, avaliava onde poderíamos nos estabelecer. A Rede D'Or, com seus muitos hospitais pelo país, acenou com a possibilidade de sediar mais um braço do estudo. Todos os caminhos me levaram à Bahia. Pelos meus cálculos, a curva em Salvador estaria em ascensão. Mas os dados epidemiológicos por si só não bastam. Precisam ser amparados por um centro e uma investigadora-chefe. Salvador contemplava todos os quesitos.

O Hospital São Rafael, que a Rede D'Or mantém na capital baiana, tem como diretora Ana Verena de Almeida Mendes, uma infectologista com experiência em estudo de vacinas. Eu não a conhecia, mas assim que li seu currículo avisei a Fernanda Moll, presidente do Idor: "É ela." Ana, por sua vez, estava mergulhada no trabalho de tentar minimizar o impacto da pandemia no hospital.

Lá dentro, a coordenação é da neurologista e pesquisadora Suzete Nascimento Farias da Guarda. Foi Suzete quem primeiro soube que o estudo da vacina de Oxford seria feito também em Salvador, e ela diz que desde junho esperava por isso. Quando o desejo se realizou, Suzete passou a cercar a diretora do hospital nos corredores. Ana Verena conta que tentava despistar a colega pelos corredores quando Suzete bateu à sua porta com a notícia de que o hospital fora convidado para participar da pesquisa da vacina de Oxford e perguntando quem seria a investigadora-chefe. A intenção era que a própria Ana Verena assumisse a pesquisa, por sua energia e otimismo, mas a diretora, naquele momento, estava focada em lidar com o desafio de atender os doentes na pandemia.

No dia seguinte, lá estava Suzete argumentando que a investigadora-chefe tinha de ser alguém com experiência em vacinas, em estudo de vacinas. A diretora do São Rafael, em meio à paramentação para percorrer as alas do hospital, continuava se esquivando, dedicada à situação crítica que viviam. Mais um dia se passou, e a persistente Suzete voltou à sala da diretora: "Olha, eu acho que vai ter que ser você." A diretora acabou por aceitar, mas disse a Suzete: "Você tem que me ajudar. Eu não vou conseguir montar isso sozinha."

Enquanto eu coordenava, do meu escritório no Rio, os centros de testes já em funcionamento, Ana Verena começou a recrutar profissionais do hospital em Salvador para trabalhar na pesquisa. Ela convocou a equipe da emergência para uma reunião e anunciou: "Agora vocês têm outra missão além do combate à pandemia, uma missão mais duradoura: estudar uma vacina para o coronavírus." Cerca de 40 médicos se apresentaram para o trabalho, além de enfermeiras e funcionárias como Litza Gusmão, famosa nos corredores do hospital pelas soluções para driblar a falta de equipamentos de segurança durante a pandemia. Um exemplo do trabalho de Litza: para que cada funcionário do hospital pudesse guardar sua máscara N95 por

15 dias, ela comprou pela cidade 2 mil potes de plástico, daqueles de cozinha, e gravou manualmente o nome do dono em cada um. Em vez de jogar fora a máscara após o turno de trabalho, o profissional de saúde a esterilizava e guardava em seu respectivo pote, o que permitia o uso do equipamento pelo prazo máximo recomendado antes do descarte. Assim, durante toda a pandemia, não houve falta de máscaras no São Rafael.

Foi Litza também quem contornou questões que poderiam representar riscos para o fluxo da pesquisa da vacina de Oxford em Salvador. No hospital, é claro, há salas, consultórios e uma estrutura grande, bastante propícia para os testes. O problema era: como não misturar os voluntários do estudo e os milhares de pacientes que circulam todos os dias pelo hospital? Se todos recorressem à mesma recepção, seria um caos, além do risco de disseminação do coronavírus. A equipe de Ana Verena decidiu usar uma área aberta, ao lado da capela do São Rafael, para receber os voluntários. Depois, eles deveriam seguir para consultórios dentro do hospital, no lado oposto ao da emergência. Em seguida, tinham de sair e ir a um prédio anexo, para a coleta de sangue e a vacinação. Por fim, voltariam a uma sala dentro do hospital, para o tempo de observação após a vacina.

O roteiro criava um fluxo específico para o estudo dentro de um hospital em funcionamento. Mas quebrar a pesquisa em tantos ambientes poderia dar errado, com voluntários vagando perdidos entre as instalações. Litza, então, foi convocada. Criou primeiro um mapa do percurso a partir de uma foto aérea do hospital, com todos os pontos da pesquisa indicados em vermelho para situar os voluntários. Ela também não economizou em setas e placas plastificadas, espalhadas por todo o caminho, indicando o trajeto a ser seguido. O roteiro mudou algumas vezes desde a inauguração, em 14 de julho de 2020, mas não há relatos de voluntários perdidos pelo hospital. Com a equipe formada e a estrutura muito bem organizada, decidimos que Salvador recrutaria 1.500 pessoas.

Faço pesquisas clínicas desde os anos 1990. Nunca tinha visto tamanho assédio da imprensa. Estudos clínicos nunca estiveram nos holofotes como agora. Eu recebia todos os dias dezenas de pedidos de entrevista, de jornalistas do Brasil, da Alemanha, da Itália, da França, dos Estados Unidos. Era interessante ver o burburinho em torno de um assunto que, até aquele momento, parecia ser restrito aos cientistas. Eu percebia que os jornalistas estavam ávidos por informações, e como nós, pesquisadores, estávamos focados na vacina, não nos sobrava tempo para dar entrevistas a todo momento. Com isso, vários profissionais que jamais haviam conduzido pesquisas clínicas e que não estavam diretamente ligados aos testes ocupavam esse espaço — o que era positivo, no sentido de que ajudava a informar o público, e ao mesmo tempo negativo, visto que algumas questões das rotinas de pesquisa escapavam ao conhecimento deles. Assim, muitas vezes a imprensa publicava histórias nas quais questões comuns do desenvolvimento clínico acabavam ganhando proporções bombásticas sob a análise desses profissionais.

Foi o que aconteceu no dia 8 de setembro de 2020, quando acordamos com a notícia do jornal *The New York Times* sobre a suspensão dos testes da vacina para uma "revisão de segurança", como dizia o título da reportagem. A informação sobre a pausa foi noticiada primeiro por um site de conteúdo sobre saúde, o *Stat*, ligado ao jornal *Boston Globe*, e creditada a fontes anônimas. Quando o *New York Times* reproduziu a história, ela reverberou rapidamente no Brasil. Passei o dia respondendo ou driblando as dezenas de mensagens que chegavam ao meu celular com pedidos de entrevistas.

Pausas em pesquisas clínicas são comuns. Interrompe-se um estudo sempre que ocorre com um voluntário o que chamamos de reação adversa grave não esperada. A interrupção, no entanto, não significa que o produto em teste tenha causado a reação. Interrompe-se justamente para estudar se existe ou não relação entre a vacina e o que sofreu o voluntário. As informações são sigilosas — e por isso mesmo eu driblava os jornalistas. Mas, como num telefone sem fio, as notícias só se espalhavam. Foi o presidente da AstraZeneca, Pascal Soriot, quem deu detalhes sobre o caso, numa reunião virtual com investidores organizada pela J.P. Morgan. Ele então teria confirmado que uma mulher, voluntária do estudo no Reino Unido, tivera sintomas condizentes com mielite transversa, uma síndrome que na maioria das vezes está ligada a um fenômeno autoimune e que pode ter causas diversas. Os dados da reunião não demoraram a vazar e foram outra vez notícia no *Stat*.

Coube à própria AstraZeneca liberar um comunicado para tentar se explicar. O texto dizia: "Essa é uma ação de rotina que precisa ocorrer sempre que há um problema de saúde inexplicado, garantindo a manutenção da integridade dos testes." Não pareceu suficiente para conter a confusão e tirar nossa pesquisa do centro das atenções. O mundo havia depositado todas as suas fichas nas vacinas como a solução que daria fim à pandemia. O efeito prático dessa expectativa era o escrutínio de cada movimento das pesquisas em andamento. As ações da AstraZeneca na Bolsa de Valores de Nova York despencaram naquele dia. Já nós, pesquisadores, estávamos preocupados com a investigação do caso, com a recuperação da paciente e com a repercussão entre os voluntários. A interrupção dos estudos, noticiada à exaustão, poderia afastar os participantes, atrasar a pesquisa e, em consequência, atrasar a vacina. Nossa maior preocupação era a própria saúde dos voluntários, e fizemos reuniões e mais reuniões com o comitê de segurança para avaliar a situação. Só quando tivéssemos certeza de que não havia ligação ou relação do evento adverso com a vacina eu voltaria a respirar com tranquilidade.

    Durante a pausa, os centros não vacinavam, mas continuavam a receber voluntários para visitas de seguimento, coleta de sangue e outros procedimentos. Os centros não fecharam as portas, apenas a vacinação estava interrompida. Tínhamos a responsabilidade de acompanhar nossos voluntários e zelar pelo bem-estar deles. Havia também os contatos semanais. Desde o início da pesquisa, contatamos todos os voluntários pelo menos uma vez por semana. Eram mais de 10 mil contatos semanais — no mínimo, já que nem todos respondiam na primeira tentativa.

Passei aqueles dias de pausa na vacinação em reuniões com Andrew Pollard, com o DSMB e com as diretoras dos três centros no Brasil. As equipes recebiam uma enxurrada de mensagens dos voluntários, preocupados com a segurança da vacina. Nosso trabalho era explicar que, sim, tratava-se de uma medida de segurança, o que só reforçava o rigor do estudo e o cuidado com cada um deles. Eu estava no auge do estresse — em primeiro lugar, por ainda não ter um prognóstico da evolução clínica da voluntária que sofrera o evento adverso e, em segundo, por não saber ainda da relação ou não do evento com a vacina candidata. O último ingrediente era a pressão das agências regulatórias. Aqui, eu era cobrada pela Anvisa, que, por sua vez, era cobrada pela imprensa. No Reino Unido, Andrew tinha longas reuniões com a MHRA.

E então, finalmente, a voluntária cujo evento adverso motivou a pausa no estudo começou a melhorar e recebeu alta. No quarto dia após o vazamento das informações, o DSMB (sigla para Data and Safety Monitoring Board), um comitê independente de especialistas que acompanha a segurança da vacina e cada passo da pesquisa, avaliou que não havia relação entre a doença da voluntária e a fórmula de Oxford. Foi um alívio, e também o sinal verde para retomar os testes. Naquele momento, os centros no Reino Unido, na África do Sul, nos Estados Unidos e no Brasil somavam 18 mil voluntários.

Àquela altura, Andrew já havia me pedido para dobrar a meta de recrutamento por aqui e, dois dias depois de o estudo ser retomado no mundo todo, eu me vi dando entrevistas sobre a decisão de aumentar para 10 mil o número de voluntários no país. O chefe da pesquisa de Oxford também havia me pedido para ampliar a faixa etária. Se antes buscávamos pessoas com idade entre 18 e 55 anos, no novo recrutamento não havia limite máximo de idade.

Quando se aumenta o número de voluntários de uma pesquisa, aumenta-se também a chance de provar a eficácia da vacina com mais rapidez. Foi por isso que aceitei, mais uma vez, o desafio proposto por Andrew. Os três centros que já estavam em funcionamento poderiam seguir recrutando, mas eu precisaria de um reforço. Voltei a estudar as curvas de casos da covid-19 por todo o país, em busca de novos endereços para os testes. Eu checava bem de perto os dados das capitais e de algumas outras cidades e sabia que a situação no Sul era crítica, com o número de casos aumentando rapidamente. No Nordeste, Natal também demonstrava um cenário de crescimento que era favorável para o estudo. Em ambos os locais havia centros e investigadores experientes em pesquisas de vacinas. Foram minhas escolhas.

Decidimos fazer o que chamei de recrutamento competitivo. Os centros não teriam mais um número definido de voluntários a serem vacinados. Poderiam recrutar até que a meta de 10 mil participantes no Brasil fosse alcançada. Um desafio para a Ferrari. Além dos três centros que eu já coordenava no país, outros três agora estavam sob minha responsabilidade. No Rio Grande do Sul, encontrei pesquisadores e instalações aptas para um estudo de vacinas na Universidade Federal de Santa Maria e no Hospital das Clínicas de Porto Alegre, onde eu já havia conduzido testes clínicos anos antes. No Rio Grande do Norte, o trabalho ficaria a cargo do Centro de Pesquisas Clínicas de Natal, o CePCLIN. Embora esses centros já conduzissem pesquisas clínicas de qualidade, não estavam adaptados para um estudo de larga escala e com a velocidade de recrutamento que exigíamos. Tínhamos que prepará-los com infraestrutura e profissionais.

Quando trouxemos a pesquisa de Oxford para o Brasil, não havia nenhum outro estudo de vacinas para a covid-19 no país. Em meados de agosto de 2020, porém, novas pesquisas já buscavam voluntários. A chinesa CoronaVac, por meio do Instituto Butantan, trabalhava para recrutar 9 mil pessoas em doze centros espalhados pelo país. A americana Pfizer, em parceria com a alemã BioNTech, que começara o estudo no Brasil em julho, acabava de conseguir ampliar para 2 mil o número de participantes de sua pesquisa, concentrada na Bahia e em São Paulo. Havia ainda a Janssen, da Johnson & Johnson, que deveria ter iniciado os testes em setembro, mas teve um atraso. Era muito bom ver o nosso Brasil conduzindo testes e contribuindo para a solução de uma crise mundial em saúde pública. Fomos um dos poucos países que contribuiu tanto e em tantas frentes nesta crise.

CAPÍTULO 4

MARCOS QUE ABRIRAM CAMINHO

"Precisamos conversar." Foi assim que um dos maiores especialistas do mundo em rotavírus me abordou no corredor de um congresso em Hong Kong, em junho de 1996. Àquela época, Roger Glass já tinha longa estrada no National Institute of Health, a agência de saúde do governo americano, onde havia liderado estudos em biologia molecular de rotavírus. Ele era também membro de um grupo de discussões sobre a doença na OMS. O assunto sobre o qual Roger queria conversar, claro, era o rotavírus. Eu estava acompanhada de Ralf, então chefe global do departamento de vacinas da SmithKline Beecham, com quem viria a me casar no ano seguinte. Glass nos cumprimentou e logo entrou no assunto: "Rotavírus é uma prioridade da OMS e do mundo todo agora. Vocês precisam ressuscitar aquela vacina."

A VACINA À QUAL ROGER GLASS se referia em Hong Kong era uma fórmula desenvolvida nos laboratórios da SmithKline Beecham anos antes, mas que não havia sido levada aos testes em seres humanos. Isso acontece porque as indústrias farmacêuticas elegem os produtos nos quais vão investir. São muitas as vacinas em desenvolvimento, e é preciso apostar em uma — a mais lucrativa, a mais rápida, a de maior demanda, entre outras variáveis. Por algum motivo, a de rotavírus, embora promissora, não tinha ido adiante. Nosso encontro com Roger Glass em Hong Kong, naquele Congresso Internacional de Doenças Infecciosas, ajudaria a mudar isso. Como pediatra e infectologista, eu sabia que o rotavírus era responsável pela morte de algo entre 500 mil e 1 milhão de crianças todos os anos nos países em desenvolvimento. Glass e eu conversamos sobre os dados ali, no corredor do congresso, e defendemos a importância de buscarmos um imunizante para conter a doença. Lembro do diálogo ainda hoje, talvez por ter me tornado, anos depois, líder do estudo daquela vacina — o maior estudo clínico da história das vacinas até a pandemia do coronavírus.

Na época, os números do rotavírus começavam a ganhar as páginas dos jornais, como se, até aquele momento, o mundo não soubesse da existência do problema. Uma reportagem do *New York Times* publicada em 9 de abril de 1996 trazia o próprio Glass falando sobre o vírus a partir de artigos que publicara na revista *Science* daquele mês. Ele dizia ao jornal que "o rotavírus é democrático" e mencionava a estimativa de mortes de crianças nos países pobres e de hospitalização em países ricos. Os dados da doença citados pelo jornal naquele momento, aliás, despertaram Bill Gates para o assunto do desenvolvimento de vacinas. O fundador da Microsoft costuma contar que lia a reportagem e pensava: "Isso não pode estar certo. Eu leio os jornais o tempo todo. Onde estão as notícias sobre esses milhares de crianças morrendo?" Anos mais tarde, ao criar a Fundação Bill e Melinda Gates, ele daria especial atenção à saúde global — e em consequência, ao desenvolvimento de vacinas. Os números que o *New York Times* trazia eram conhecidos da OMS e do meio científico. Também se falava ali de uma vacina já em teste para a doença, a RotaShield, que seria aprovada em 1998 e retirada do mercado menos de um ano depois.

O imunizante RotaShield foi inicialmente desenvolvido pelo National Institute of Health e licenciado pelo Wyeth-Ayerst, laboratório que foi comprado pela gigante Pfizer em 2009. Aprovada pela Food and Drug Administration (FDA), a agência regulatória americana, depois de testada em cerca de 10 mil crianças nos Estados Unidos, a fórmula se mostrou 80% eficaz em prevenir formas graves da doença. Durante os estudos clínicos, cinco crianças tiveram intussuscepção, uma obstrução intestinal que pode ser fatal, mas os pesquisadores concluíram que não havia associação aparente com a vacina. Quando a FDA registrou o produto, em agosto de 1998, solicitou que a intussuscepção fosse listada como possível evento adverso. O governo americano, então, passou a recomendar que os médicos indicassem a RotaShield para bebês. Em outubro do ano seguinte, porém, retirou a recomendação: com a vacina já aplicada em milhares de crianças, o Centro de Prevenção e Controle de Doenças dos Estados

Unidos (CDC) registrou casos da obstrução intestinal em mais de cem vacinados. Por segurança, o fabricante recolheu o produto do mercado. A corrida por uma nova vacina já tinha ganhado outro status.

Enquanto a RotaShield entrava e saía de cena, a indústria farmacêutica preparava suas pesquisas para uma nova fórmula contra o rotavírus. As duas companhias mais avançadas eram a Merck e a SmithKline Beecham, onde Ralf já tinha autorizado que fossem investidos recursos em estudos epidemiológicos para o desenvolvimento do imunizante. Era preciso analisar a fundo os dados e as curvas de casos de rotavírus em diferentes países, e a decisão de realizar os testes na América Latina veio em seguida, amparada não apenas pelos números, mas também pelo contexto. Ralf e todo o time sabiam que milhares de crianças morriam da doença na África, mas sabiam também que a estrutura para os testes na América Latina era muito melhor. Se quisessem resultados rápidos para garantir o acesso ágil possível à vacina, era lá que teriam de testar.

Àquela altura, eu e Ralf nos mudamos para os Estados Unidos. A transferência, em 1999, coincidiu com a fusão da SmithKline Beecham com a Glaxo Wellcome, que originou a GSK. Foi como líder de desenvolvimento clínico de vacinas para a América Latina nessa empresa que comandei tanto a segunda quanto a terceira e a quarta fases de estudos para a fórmula contra o rotavírus. Depois de a RotaShield ter sido retirada do mercado pelos supostos eventos adversos raros que causara, as pesquisas seguintes precisavam recrutar um número muito grande de bebês para que fosse possível analisar a incidência da intussuscepção entre os vacinados e descartar a relação com o imunizante. Um cálculo estatístico tinha de ser feito para definir quantos recrutados seriam necessários para confirmar a segurança do produto final.

Definimos que nosso número seria de 60 mil bebês. E que o recrutamento seria feito em seis meses, em 12 países: Argentina, Brasil, Chile, Colômbia, Honduras, México, Nicarágua, República Dominicana, Panamá, Peru, Venezuela e Finlândia (incluída para termos um representante da Europa). Para facilitar o trânsito entre os países da América Latina, decidi me mudar de volta para o Rio de Janeiro. Em 2003, demos início ao recrutamento e minha rotina se tronou insana: eu acordava no Brasil e ia dormir no Chile, voava para o Panamá e depois seguia para o México. Estávamos correndo contra o tempo. Como não havia nenhuma vacina para o rotavírus no mercado, a indústria que conseguisse o registro primeiro ganharia os holofotes e, claro, atenderia a uma demanda global. E, o que mais importava, ajudaria a salvar vidas, contribuindo para a diminuição da morbidade e mortalidade infantil no mundo, principalmente nos países em desenvolvimento. Eu estava em competição direta com a Merck, que havia começado a fase 3 dois anos antes da GSK, em 2001, e restringira seu recrutamento a centros de testes nos Estados Unidos.

O nível de estresse da pesquisa do rotavírus talvez possa ser medido pela quantidade de doenças que eu e membros da equipe (de mais de duzentas pessoas) tivemos ao longo do estudo. O time com o qual eu trabalhava diretamente era composto de diretores das sub-regiões e países da América Latina que identificavam, preparavam e monitoravam os centros de pesquisa locais. Um dos diretores sofreu um infarto, outra teve uma crise de hérnia e precisou fazer uma cirurgia de emergência. Eu passei pelos três pneumotórax que mencionei anteriormente. Também havia contraído uma infecção rara, que descobri na volta de uma das viagens ao México. Já no avião, não conseguia respirar. Cheguei ao Rio e fui direto ao hospital, acompanhada de Ralf. Os médicos não entendiam por que eu só conseguia respirar quando estava em pé, em movimento. Ralf deu o diagnóstico: eu havia contraído o vírus Coxsackie B, que causa a doença popularmente conhecida como "abraço do diabo". O tratamento é feito com medicação para aliviar os sintomas e repouso. Passei uma semana em casa, trabalhando por telefone. Acompanhava o estudo auxiliada pelos meus braços direito e esquerdo: o diretor médico de segurança e farmacovigilância da América Latina, Jose Tavares, e a melhor assistente-executiva que já tive, Denise Torres. Foi quando melhorei e voltei a viajar que, no retorno ao Rio, tive o primeiro pneumotórax. Precisei passar por uma cirurgia e perdi parte do pulmão direito. Nas duas ocorrências seguintes da doença, precisei drenar ar dos pulmões com tubos que saíam de dentro do órgão.

Em nenhum desses momentos era possível parar de trabalhar. A pressão da empresa não cedia ao cansaço e às doenças da equipe. A competição na indústria farmacêutica é, de fato, excessiva. Não nego que eu mesma sempre fui muito competitiva e que imprimi um ritmo ainda mais acelerado à pesquisa do rotavírus. Para amenizar o clima pesado e o estresse da equipe, pedi ajuda ao departamento de recursos humanos da América Latina, e planejamos algumas dinâmicas de grupo e reuniões em que tentávamos balancear descontração, atualizações de trabalho e entrosamento. Além de acompanhar de perto o desenvolvimento pessoal e de carreira de cada um daqueles que eram o coração da pesquisa na América Latina, estudamos como enfrentar crises de liderança e de mídia de forma planejada, estratégica e clara.

Certa vez, reuni cerca de trinta pessoas dos países onde ocorriam os testes para um fim de semana de aulas de yoga e dinâmicas de grupo em Búzios. É impressionante observar como esse simples fato mudou a vida de muitos membros da equipe: ficamos mais saudáveis no trabalho e carregamos esses ensinamentos até hoje. A mim, a yoga traz o equilíbrio e a energia necessários para enfrentar grandes desafios. As dinâmicas eram desenhadas para que conhecêssemos medos, inseguranças e incertezas que jamais aflorariam num ambiente de trabalho, mas que, naquela situação mais descontraída, fluíam naturalmente, como se fôssemos uma família. Aliás, era importante também que as famílias estivessem presentes e entendessem o porquê da rotina de trabalho tão intensa que todos abraçávamos.

Ao longo do estudo, fomos inspecionados e auditados mais de dez vezes por agências regulatórias como a americana FDA. Tivemos dois centros que não apresentaram nenhum achado, ou seja, nenhum problema foi detectado, algo raríssimo num estudo tão grande como aquele.

Naquela corrida, também experimentamos o assédio da imprensa em torno do estudo. Nada comparável ao que vivemos em 2020 e à enxurrada de notícias sobre as pesquisas para a vacina contra a covid-19, mas a retirada da RotaShield do mercado e a busca por uma nova fórmula alimentou os ânimos da imprensa — em especial a do México, país que mais recrutou voluntários (cerca de 13 mil) e que tentava noticiar o andamento dos testes. Fazíamos muitas de nossas reuniões globais do estudo na capital mexicana. Numa dessas, ainda na fase 2 da pesquisa, discutíamos o descarte ou não de uma fórmula. É normal que, em estudos clínicos, sejam testados diferentes regimes de doses e diferentes concentrações e formulações. Naquele encontro, os investigadores debatiam o descarte da fórmula usada em testes de fase 2 na Costa Rica. O tema tinha tudo para ser um prato cheio para a mídia. Não significava que a vacina não funcionava, apenas que apostaríamos em outra fórmula, mas já sabíamos da possibilidade de má interpretação e trabalhávamos a melhor maneira de comunicar os fatos. As questões de sigilo e as especificidades das pesquisas clínicas são desafios para a imprensa não especializada. Numa ida ao banheiro durante a reunião sobre as formulações, eu e duas pesquisadoras seguimos conversando sobre aspectos não confidenciais do estudo, mas que poderiam ser interpretados de forma diferente. Na saída, fomos alertadas pela diretoria de comunicação da GSK: "Há jornalistas escondidos nos banheiros. Não conversem sobre a vacina fora da sala de reuniões." Daquele momento em diante, só íamos ao banheiro depois de a área ser revistada por seguranças.

A diretora de vacinas da GSK no México, Maria Yolanda Cervantes Apolinar, ajudou a organizar uma série de entrevistas coletivas para a imprensa na época do lançamento da vacina. Yolanda era um braço fundamental do estudo. Sob o guarda-chuva dela, estavam cinco centros de testes espalhados em diferentes estados do México. Assim que registramos a vacina, ela decidiu que a daria ao próprio filho. Mario, agora um adolescente de 16 anos, tinha então dois meses e meio quando recebeu a primeira dose da Rotarix, como batizamos a fórmula da GSK — foi o primeiro bebê do mundo a receber o imunizante.

Como eu, Yolanda é pediatra e defende que é mais fácil recrutar crianças que adultos para testar uma vacina. Ainda mais na América Latina. Os países da região são os que têm as melhores coberturas vacinais, e os movimentos antivacinas não têm aqui a mesma força que na Europa ou nos Estados Unidos. Yolanda costuma ressaltar que nossa cultura de vacinação é muito forte, mas que a principal razão para o rápido recrutamento no caso do rotavírus era a necessidade da vacina. Havia um senso de urgência médica. Não era como se estivéssemos dando aos bebês uma vacina de que eles não precisavam. "Nós estávamos possivelmente salvando vidas desde o início dos estudos", ela diz.

Terminamos a pesquisa em 2005, com 63.227 bebês vacinados — metade com a Rotarix, metade com placebo, como pedia o protocolo. A vacina era oral, em duas doses. Foi registrada primeiro na República Dominicana e em seguida no México, ainda em 2005. Nossa concorrente, a RotaTeq, desenvolvida pela Merck, obteve o registro depois, quando a vacina da GSK já havia sido adotada por trinta países, entre eles o Brasil.

O fato de termos feito os testes na América Latina e de termos registrado a fórmula primeiro na região representava, como disse Yolanda, uma mudança de paradigma: em geral, as pesquisas são feitas na Europa e nos Estados Unidos — até então não havia estudos grandes ou importantes sendo feitos na América Latina, ao menos para vacinas, e o registro normalmente era pedido primeiro para a FDA, como fez a Merck, ou para as agências europeias. Quando decidimos, eu e Ralf, basear a pesquisa do rotavírus na América Latina, já vínhamos trazendo mais e mais vacinas para a região. Lembro que naquela época, enquanto eu liderava o departamento latino-americano da GSK, chegamos a ter 90 mil voluntários planejados e recrutados, distribuídos em diversos estudos: pneumococo, meningococo, varicela, pentavalente, sarampo, caxumba e rubéola, entre outros.

Na conclusão da pesquisa do rotavírus, recebi uma placa de Jean Stéphenne, então CEO da GSK, que mantenho em meu escritório no Rio de Janeiro. "Essa incrível vacina vai salvar milhares de crianças na América Latina e pelo mundo. Você é parte desse sucesso", diz o texto. De fato, o impacto das vacinas na redução das mortes por rotavírus foi grande. O número de crianças com menos de 5 anos que morreram pela doença no mundo todo caiu 60% — de cerca de 530 mil no ano 2000 para 215 mil em 2013.

Jean Stéphenne se aposentaria anos depois, em 2014, após quatro décadas na GSK. Ele ainda considera um feito dos mais importantes na história das vacinas o fato de nossa fórmula ter sido a primeira a ser registrada inicialmente na América Latina e só posteriormente na Europa. Assim que registramos no Brasil, Jean veio ao país acompanhado de Ralf para assinar o acordo de transferência de tecnologia com o governo brasileiro. Para ele, foi um momento histórico, que nem mesmo o fato de ter tido a mala extraviada na viagem conseguiu atrapalhar — bem-humorado, ele pegou uma camisa e uma gravata emprestadas de Ralf e foi encontrar o ministro da Saúde.

Quando registramos a vacina, o mesmo *New York Times* que em 1996 publicara os números alarmantes do rotavírus, dedicou um editorial ao nosso trabalho, com destaque para o fato histórico de uma indústria ter feito o registro primeiro na América Latina. Dizia o artigo: "No passado, vacinas para doenças infantis foram introduzidas nos Estados Unidos e na Europa, e os países pobres tiveram que esperar 15 anos para obtê-las. Os países com grande risco de rotavírus não devem esperar pela aprovação americana ou europeia. Os Estados Unidos não deveriam estabelecer padrões para doenças que causam ventos fracos em casa, mas furacões no exterior."[*]

Pouco tempo depois de a Rotarix ser lançada, decidi deixar a indústria. Abri minha própria empresa e passei a prestar consultoria para as farmacêuticas. Também voltei à ativa na área acadêmica, de onde nunca tinha me afastado de fato, mas an-

---

[*] "The Vaccine Balance", editorial de 29 de janeiro de 2005, acessado em 23 de julho de 2021. Disponível em: https://www.nytimes.com/2005/01/29/opinion/the-vaccine-balance.html?searchResultPosition=10

dava menos presente do que gostaria. Naquele momento, me sobrava tempo para algo que eu tinha em mente havia anos: montar um mestrado em vacinologia. A ideia me ocorrera pela primeira vez em 2002, num encontro com Nelson Mandela na Cidade do Cabo. Eu ainda trabalhava como diretora de vacinas da GSK para a América Latina quando fui convidada para uma conferência na África do Sul com ministros da Saúde de 32 países em desenvolvimento. A vacinação no continente africano estava em queda. Faltavam vacinas e também capacidade operacional para a produção. Representantes da indústria, como Jean Stéphenne, falaram sobre o financiamento de fórmulas para países em desenvolvimento e sobre estratégias para acelerar a introdução de novos imunizantes nessas regiões. Os líderes do encontro terminaram por elaborar um documento que depois viria a ser apresentado no Fórum Econômico Mundial e em outros encontros globais.

Mandela era o convidado de honra. Sua esposa, a moçambicana Graça Simbine Machel, uma proeminente ativista dos direitos humanos, sentou-se ao meu lado no auditório. Ela falava português e conversamos sobre saúde pública nos países em desenvolvimento. O discurso de Mandela me deixou em prantos. Ele pedia que países ricos e indústrias investissem no desenvolvimento da África. Meu incômodo com a atuação das farmacêuticas naquela região só fez aumentar depois daquele encontro.

Quando realizei estudos na África, senti uma diferença muito grande no preparo dos profissionais e dos centros de testes. O trabalho que tínhamos feito na América Latina ao investir em pesquisas clínicas na região havia deixado uma estrutura para que outras vacinas fossem desenvolvidas naqueles países. No caso da África, pelas condições epidemiológicas favoráveis, com surtos de diversas doenças em diferentes países, o continente era utilizado para sediar muitos estudos em larga escala. Mas as indústrias em geral cumpriam o seguinte roteiro: equipar um centro, treinar funcionários locais apenas para realizar tarefas operacionais, levar profissionais de fora para posições de liderança e, por fim, desmontar a estrutura ao fim do trabalho. No estudo seguinte, repetia-se o mesmo padrão.

Ao ouvir o pedido de Nelson Mandela para que a indústria investisse na África, muitos se sentiram na obrigação de responder da forma como podiam, eu inclusive. Passaram-se muitos anos desde aquele encontro até que eu conseguisse colocar de pé um projeto de formação profissional. Nunca deixei de dar aulas no Instituto Carlos Chagas e em cursos na Unifesp, convidada pelo professor Calil Farhat, meu mestre e orientador do doutorado, e trabalhando na indústria eu via que era preciso investir em educação. As farmacêuticas ofereciam cursos, sabia que era preciso investir na formação de profissionais. Havia cursos nas indústrias, mas eles não abarcavam todo o processo de desenvolvimento de uma vacina, nem eram voltados para formar profissionais de países em desenvolvimento.

Em meados de 2006, quando abri minha empresa de consultoria, fui convidada pela Novartis para cuidar do que eles chamavam de Academia de Vacinas. Eu morava em Siena, onde ficava a sede de vacinas da farmacêutica, e de lá coordenava estudantes de diferentes universidades do mundo, mas principalmente de países europeus, que faziam parte do doutorado ou do mestrado na companhia. Chegamos a ter mais de cem alunos trabalhando no projeto, em parceria com inúmeras universidades europeias e de outros continentes, mas o modelo, a meu ver, não privilegiava alunos de países em desenvolvimento. Como a Novartis já tinha boa parceria com a Universidade de Siena, comecei a conversar com a instituição sobre a criação de um mestrado em desenvolvimento de vacinas — um curso que cobrisse todo o processo, de A a Z.

Para isso, mais uma vez tentei recorrer aos contatos reunidos ao longo da carreira. A ideia era que o mestrado pudesse levar a Siena alunos sem condições de pagar pelo curso e que, portanto, precisariam de bolsas de estudo. Também, era importante que eles tivessem aulas com os melhores profissionais da área. Enquanto trabalhava no currículo do curso de educação superior que seria pioneiro no mundo, eu corria para conseguir quem patrocinasse o projeto. De imediato, a Novartis sinalizou que daria seu apoio. Em seguida, em busca de financiamento europeu, nós nos associamos a um consórcio de um projeto maior e mais abrangente, da Comissão Europeia. Cerca de quinze universidades ganharam financiamentos em torno de 30 milhões de euros — e nosso curso estava entre os contemplados. Foram três anos até que o currículo fosse aprovado pelo Ministério da Educação da Itália e, por fim, em 2008, inauguramos o primeiro mestrado em vacinologia do mundo, na Universidade de Siena. O curso se mostrou de grande interesse, pois a indústria, bem como os governos e as instituições, necessitam de pessoas qualificadas com conhecimento abrangente, o que não existia até então. Era algo que se conseguia com aprendizado e suor, tentativa e erro. Convidamos membros da Fundação Gates para dar uma das aulas magistrais, e eles mesmos sugeriram que escrevêssemos um projeto para que a entidade financiasse o curso. Naquela época, a fundação não investia diretamente em capacitação de pessoal nessa área. Fomos pioneiros também nisso.

O curso foi concebido a partir da minha experiência como pesquisadora clínica e com a ajuda de outros experts em vacinas e em pesquisa. Desenvolvemos um currículo que descrevia de forma didática e detalhada o desenvolvimento de vacinas do princípio ao fim, sua introdução no mercado e seu impacto em saúde pública. Incluímos aulas teóricas e práticas, muitas delas interativas, com exercícios, casos clínicos de vida real, simulação de crises na indústria, enfim, tudo que levasse o aluno a pensar, produzir e resolver os problemas por si mesmo. A parte prática, era, aliás, um grande diferencial para um projeto de nível acadêmico superior. Na sequência, propusemos um estágio em que o aluno aplicaria os ensinamentos teóricos e teria de produzir, numa universidade ou indústria, entregando as tarefas dentro de prazos e com a qualidade exigida. O estudante participava de reuniões do cotidiano de um desenvolvimento clínico, além de entender também o processo de registro. O curso ainda ajuda a reintegrar os alunos à carreira profissional, facilitando uma rede de contatos na área. Até hoje, damos preferência a alunos de países em desenvolvimento. Em dez anos, já treinamos mais de 300 inscritos. Só no mestrado foram cerca de 90, oriundos de 39 países. Hoje, muitos ex-alunos ocupam posições de prestígio e liderança em seus países, seja em agências regulatórias, seja nos ministérios da Saúde, além de cargos na OMS, na CEPI e na Fundação Gates, entre outros. Os jovens têm aulas com professores consagrados, que vão do homem nomeado pela OMS como "herói da saúde pública", Ciro Quadros, à diretora do Departamento de Imunização, Vacinas e Biológicos da OMS, Kate O'Brien, passando pelo autor do livro *Vaccines,* a bíblia em vacinologia, Walter Orenstein.

Ralf, que também é um professor convidado recorrente, orientou uma das teses mais interessantes já feitas ao longo das sete edições do curso que tivemos até 2020. Em 2015, Alex Mihai Bica, um médico romeno, se propôs a estudar a vacinação entre imigrantes na Europa. Como na Europa os imigrantes se movem mais facilmente entre as fronteiras, ele queria entender quem segue a vacinação dessas pessoas — como elas são vacinadas e quem decide quais vacinas elas devem tomar? No final, Alex, descobriu que cada país europeu tinha um modelo diferente e enfrentava desafios próprios ao tentar vacinar os imigrantes. Era um tópico que envolvia política e antropologia, e que só pôde ser plenamente desenvolvido graças à pluralidade do curso montado em Siena.

Alex encontrou o mestrado numa pesquisa na internet. Tinha 32 anos quando decidiu deixar o cargo de chefe do departamento de epidemiologia e controle de doenças do Ministério da Saúde de seu país, nas palavras dele, "um posto muito alto" no governo romeno. Suas motivações eram as mesmas que ouvíamos com frequência dos alunos que nos procuram: "Queria me aprofundar no desenvolvimento de vacinas e não encontrava cursos que abarcassem todas as etapas do processo e, também, que permitissem um trabalho prático, com um estágio."

Ele se mudou para Siena com a mulher e a filha, então recém-nascida. Bancou a ida da família do próprio bolso, mas recebeu uma bolsa para se manter durante o curso, como todos os demais alunos. Alex fez estágio na indústria em Siena, na área de farmacovigilância. Quando terminou, recebeu uma oferta de emprego para continuar na empresa, mas rejeitou — também tinha sido convidado a trabalhar como diretor clínico na CureVac, na Alemanha, o que lhe interessou mais. Sua tese foi publicada no prestigiado *European Journal of Public Health* e agora Alex trabalha em outra companhia alemã, a CSL Behring, fabricante de medicamentos para doenças raras.

Em 2020, a pandemia também entrou no caminho do mestrado. A sexta turma do curso já havia completado o trimestre de aulas em Siena e os alunos tinham voltado a seus países de origem para os três meses de aulas on-line. Terminada essa etapa, em março, os estudantes iriam para os estágios que haviam escolhido. Havia quem fosse para a Novartis na Índia, ou para a Sanofi Pasteur, na França, ou para a Takeda Vacinas, na Suíça, entre outras companhias. Em março, porém, com a pandemia decretada, os estágios foram abortados. Para não interromper os estudos, pensamos numa atividade que tivesse conexão com a realidade. A corrida por uma vacina durante a pandemia era, afinal, um bom mote para um mestrado em vacinologia. Pedimos aos alunos que formassem equipes para conceber um plano de desenvolvimento clínico completo, escrevendo desde os protocolos de pesquisa de fases 1 a 4, além de planos de risco-benefício, monitoria, farmacovigilância, orçamentos e seleção de centros de estudos, procedimentos operacionais de um estudo de imunizantes de diferentes plataformas para a covid-19. Foi como um treinamento prático real, que nenhuma turma havia vivenciado até então. Cada aluno tinha as atribuições e os cargos que existem em uma pesquisa real. A baiana Isabela Garrido da Silva Gonzalez, por exemplo, ocupou o posto de *clinical operations* — a mesma função que viria a ocupar no estudo de Oxford em São Paulo.

Isabela tentou a prova do mestrado pela primeira vez em 2016. Formada pela Escola Baiana de Medicina, ela havia concluído o mestrado em imunologia pela Unifesp e procurava, como diz, "algo mais aprofundado em vacinas" quando soube por uma amiga do mestrado em Siena. Reprovada na primeira tentativa, não desistiu. Em 2018, voltou a apresentar seu currículo, passou por uma entrevista comigo e foi selecionada. Ela conta que tomou um susto quando chegou na Itália e foi recebida por uma equipe do mestrado já no aeroporto de Roma. Já tinha passado pela experiência de se transferir para estudar, saindo da Bahia para São Paulo, e a adaptação à época não foi fácil, ela se sentia sozinha e chegou a perder cinco quilos nos primeiros meses na cidade. Em Siena, a experiência foi outra, da segurança de ter os gastos de passagem de avião, visto e moradia cobertos pelo curso à ajuda com a integração cultural. Isabela, como outros alunos, colocam tudo isso como um diferencial importante até mesmo no aproveitamento do curso.

Quando a pandemia foi decretada, em março, ela estava com o visto em mãos para voltar a Siena. Iria fazer o estágio num laboratório de imunologia por lá. Ficou presa em São Paulo. No final de maio, quando já negociava para que a pesquisa de Oxford fosse realizada na Unifesp, eu a acionei. Enviei a ela os documentos do estudo, o protocolo, a brochura do investigador, os dados sobre o produto. Isabela já vinha fazendo a função de *clinical operations* no mestrado e, de repente, estava fazendo isso num estudo real para uma vacina. Ela passou a cuidar da logística do estudo e a traduzir e adaptar os SOPs (sigla para *standard operational procedures*, procedimentos que regem uma pesquisa clínica), para deixá-los de acordo com as exigências da agência regulatória do Brasil. Depois de iniciada a pesquisa, Isabela chegava ao centro de testes em São Paulo às oito da manhã e saía depois das oito da noite "em dias tranquilos", como diz. Sempre há chances de surgir uma surpresa, uma mudança de protocolo, um novo pedido de Oxford, e então o trabalho se estende.

Ela e os outros vinte alunos do mestrado acabaram por defender a dissertação em novembro de 2020. Como coordenadora do curso, não pude deixar de ler todas as teses. Participei das bancas de avaliação, sugeri mudanças, tive conversas com cada um dos alunos ao longo de todo o ano até a avaliação final. Pelo menos um dia da semana eu precisava guardar para os estudantes. Enquanto já iniciava a seleção de alunos da nova turma de mestrado, supervisionava a corrida dos centros de testes de Oxford no Brasil e o recrutamento dos milhares de voluntários.

CAPÍTULO 5

# ANATOMIA DE UM CENTRO DE TESTAGEM

*Quando entrou na unidade de terapia intensiva do Hospital São Paulo naquela tarde de outubro de 2020, Denise Abranches, a número 1, foi direto para o último leito, no final do longo corredor. A chefe de odontologia do hospital deparou com uma maca vazia. Foi ao centro da sala, onde ficam os prontuários médicos, e perguntou à plantonista daquele dia onde estava a paciente dela, a senhorinha que tinha atendido na véspera, que ficava naquele leito. A médica baixou a cabeça para responder: "Não te avisaram? Ela faleceu de madrugada." A dentista contou depois que respirou fundo, fechando os olhos, e assim ficou por alguns segundos. Voltou ao leito vazio, parou aos pés da maca e, como se não estivesse sozinha, disse em voz alta: "Obrigada por tudo." Em seguida, fechou as cortinas daquele leito e se dirigiu ao seguinte. Lá, uma mulher de 37 anos, entubada havia uma semana, esperava pelos seus cuidados.*

PRIMEIRA VOLUNTÁRIA DA VACINA de Oxford no Brasil, Denise Abranches percorria todos os dias seis unidades de terapia intensiva do Hospital São Paulo e coordenava um núcleo com cerca de vinte residentes e dentistas que atendiam casos graves de covid-19. Quando entubados na emergência, muitos pacientes sofrem ferimentos na boca, e é a equipe de odontologia que cuida para que não se transformem em infecções e agravem um quadro já crítico. Durante toda a pandemia, a dentista-chefe do hospital chegava às sete da manhã e não saía de lá antes das oito da noite. Quando voltava para casa, tomava comprimidos para dormir e, não raro, sonhava que estava sendo entubada.

Conheci Denise na calçada do centro de testes da vacina em São Paulo, no dia da inauguração, em junho de 2020. Era ela a voluntária ansiosa, que chegou antes do horário de abertura e, às duas da tarde em ponto, nas palavras dela, "estreou o centro", que fica a um quarteirão do Hospital São Paulo. Naquele dia, ela não foi vacinada. No primeiro protocolo aprovado pela Anvisa, os voluntários faziam antes uma visita de triagem e num segundo dia recebiam a vacina. No mês seguinte, isso mudou: a vacina passou a ser aplicada já na primeira visita do participante ao centro. A ideia, então, era reproduzir o que ocorre num cenário rotineiro de imunização: o voluntário é vacinado sem a necessidade de um exame de sangue prévio.

A maior parte dos 3 mil voluntários recrutados pelo braço paulista da pesquisa eram funcionários do Hospital São Paulo, como Denise. Ela conta que soube do estudo numa reunião semanal com médicos, dentistas, diretores administrativos e coordenadores de UTI, e que na hora em que anunciaram que a pesquisa de fase 3 da vacina de Oxford seria feita no Crie, a poucos passos do hospital, não conseguia pensar em mais nada. Só esperava o fim da reunião para ir ao centro conversar com Lily Weckx. Denise, que também é professora da Unifesp, convivia com a investigadora do estudo há pelo menos vinte anos.

Desde o início da pandemia, a vida de Denise ficou restrita ao trabalho no hospital. Em março de 2020, ela avisou aos familiares que não poderia mais encontrá-los. Em junho, passou o aniversário de 47 anos, dias antes de tomar a vacina, dentro da UTI. Quando soube que a formatura do sobrinho seria realizada num modelo *drive-thru* — de carro, os formandos passavam por uma cabine e recebiam o diploma —, ela dirigiu até Santos e, de longe, parada no estacionamento, acenou para a família em prantos. "Vida e morte, tudo passou a ser muito solitário", ela costuma repetir. Conta que via os colegas de hospital isolados dos seus amores e via os pacientes nos leitos sozinhos — deixou de existir o momento de despedida de um pai, de um filho, de um irmão, e foram as enfermeiras, muitas vezes, que fizeram esse papel de conversar com o paciente sobre o fim. E que quando soube da possibilidade de uma vacina, pensou que seria a sua forma de ajudar.

Como todo voluntário disposto a participar da pesquisa, Denise assinou o que chamamos de Termo de Consentimento Livre e Esclarecido, o TCLE. Trata-se de um documento de cerca de vinte páginas que apresenta o estudo completo e de forma didática, em linguagem acessível ao voluntário. O TCLE, aprovado pela comissão de ética da instituição responsável e pela Conep, explica desde a origem do coronavírus, em

Wuhan, na China, em dezembro de 2019, até os compromissos do participante com a pesquisa. Estão ali, por exemplo, as informações sobre o que é feito em cada ida ao centro (são ao menos cinco visitas, a primeira para a vacinação, e a última 365 dias depois) ou sobre a randomização dos voluntários (há o grupo que recebe a vacina em teste, contra a covid, e o grupo que toma a vacina de controle, para efeito de comparação). O documento também explica sobre o acompanhamento semanal por um ano, além de todos os possíveis e conhecidos eventos adversos até aquele momento da pesquisa. O participante do estudo deveria ler o termo acompanhado de um médico e assiná-lo para em seguida ser incluído na pesquisa. No documento estão os telefones para os quais o voluntário poderia ligar se apresentasse sintomas da doença ou reações adversas ao imunizante.

O acompanhamento semanal era feito por telefone, e-mail ou por mensagens de WhatsApp enviadas pelos pesquisadores. Nas conversas, havia o trabalho de vigilância de sinais e sintomas respiratórios que poderiam indicar um caso de covid-19. Se estivesse apresentando algum sintoma, o voluntário deveria entrar em contato com o centro o mais rápido possível para agendar uma coleta de *swab* e uma avaliação clínica. Era o que os pesquisadores perguntavam para Denise Abranches numa mensagem em julho de 2020, depois que ela recebeu a vacina. "Bom dia, não apresentei nenhum sinal dos sintomas mencionados. Estou ótima, muito obrigada", foi a resposta dela à qual tive acesso. Denise ainda diz, rindo, que era uma relação de amor, melhor que muito relacionamento por aí.

Em agosto de 2020, o protocolo da pesquisa mudou: decidiu-se pela aplicação de uma segunda dose da vacina, entre quatro e seis semanas depois da primeira. A mudança aconteceu depois da publicação do estudo da fase 1-2 realizado no Reino Unido. Os dados de lá mostraram que a aplicação de uma dose de reforço era capaz de induzir a maior produção de anticorpos. Para os centros no Brasil, isso significava convocar os voluntários já recrutados para mais uma visita, em que seriam apresentados à mudança e assinariam um novo termo de consentimento autorizando a dose de reforço. Denise recebeu a convocação para a visita por uma mensagem no celular: "Devido a mudanças no protocolo com a introdução de uma segunda dose, precisamos remarcar sua vinda ao serviço. Qual dia e horário teria disponibilidade?"

Nossa primeira voluntária estava sempre disponível. No dia seguinte ao chamado, apareceu no centro para a segunda dose contando que amigos perguntavam se ela não ficara em dúvida ou com medo. Sua resposta era que tinha certeza de que devia participar e contribuir. Víamos essa determinação nos olhos dela e em suas atitudes desde o primeiro dia.

Pelo centro paulista, de junho a novembro de 2020, passaram cerca de cem voluntários todos os dias. E o que garantia o fluxo era a agilidade e a preparação dos funcionários. O trunfo de um estudo é uma equipe bem preparada. Os bastidores eram muito importantes para o fluxo e o sucesso da pesquisa. Ali, grande parte dos profissionais já havia trabalhado com campanhas de vacinação e em alguns estudos pequenos de vacinas. Nada comparável ao trabalho e ao tamanho de nossa pesquisa, claro, mas a máquina já estava azeitada desde a recepção.

Lá estavam Bruna Paula Gallo dos Santos e Kelly Cristina Gonçalves, a dupla de recepcionistas da capital paulista. Funcionárias de longa data do Crie, ambas já haviam participado de pesquisas de vacinas de H1N1, recebendo voluntários e organizando os primeiros documentos. Quando Lily as convocou para o estudo de Oxford, a rotina das duas mudou. A carga horária aumentou de oito para doze horas. Chegavam às sete da manhã no centro e iam embora às sete da noite. Bruna comentava que o começo foi muito difícil, com a pressão da responsabilidade e a enorme carga de trabalho não só físico, mas também emocional, incluindo os sábados e até os domingos, mas que com o tempo se acostumou e entrou no piloto automático. A porta do centro tinha de estar sempre aberta, para permitir a circulação do ar e evitar a disseminação do vírus, e no inverno de 2020 as duas recepcionistas tentavam esquentar os pés num aquecedor portátil — era o único de todo o centro de testes e, por isso mesmo, virou o ponto para onde iam os funcionários friorentos nos intervalos de suas funções.

Kelly Cristina, já há muito tempo no Crie — o centro foi primeiro emprego com carteira assinada, em 1995 —, estava completamente habituada à rotina do trabalho com vacinas. Atendia normalmente centenas de pacientes especiais todos os dias. Pessoas com HIV, que passaram por transplante ou que têm alguma condição especial e não encontram vacina nos postos de saúde. Ainda assim, sentiu o impacto. Para justificar ao filho de 12 anos suas ausências, explicava que era por uma boa causa. O mundo todo estava dependendo daquele trabalho.

Montar as pastas é a principal função de Kelly e Bruna, e isso não é pouco. A pasta — com os documentos de identificação, o TCLE assinado e o prontuário médico e as atualizações — acompanha o voluntário de ponta a ponta, desde a primeira visita ao centro até a última, um ano depois. As informações alimentavam um software chamado RedCap, sigla para Research Data Capture, que podia ser acessado em tempo real pelos pesquisadores no Reino Unido. Tínhamos uma equipe em cada um dos centros de testes responsável apenas por digitar no sistema on-line os dados que, antes, haviam sido reunidos nos papéis em todo o percurso do voluntário no estudo. Depois de criadas pelas recepcionistas, quem primeiro recebia as pastas eram as enfermeiras que checavam os sinais vitais dos participantes. Dali, as pastas iam para o consultório do médico, segundo ponto de parada dos voluntários no centro. Depois, seguiam para a randomização.

Era Maristela Nóbrega quem cumpria essa etapa do estudo em São Paulo. Bióloga com doutorado em infectologia pediátrica, ela trabalhava com Lily desde 2010, quando foi convidada a participar de um estudo de H1N1 no Crie. Aquela, aliás, havia sido a maior pesquisa feita pelo centro da Unifesp, com pouco mais de 400 voluntários, um desafio que perde em grandeza diante dos 3 mil recrutados pelo time de São Paulo ao longo do estudo de Oxford. Tanto em 2010 quanto em 2020, Maristela trabalhou com processamento de dados. Mas no estudo de Oxford sua função tinha também outra relevância: era ela quem lançava as informações do voluntário num sistema eletrônico que, por sua vez, definia qual imunizante ele iria receber — a Chadox ou a vacina de controle. Só Maristela e outras duas pessoas no centro inteiro sabiam qual vacina cada participante havia tomado.

De posse dessa informação sigilosa, ela se dirigia com a pasta do voluntário para a sala de vacinação. Lá estava a enfermeira Paulina Shibazaki. Funcionária do Crie há 20 anos, ela começou a vida profissional lidando com o Programa Nacional de Imunizações (PNI), que rege o esquema de vacinação pública no país. De acordo com as vacinas estabelecidas pelo Ministério da Saúde no PNI, o governo federal distribui os produtos aos estados, que, então, repassam aos municípios. Em 1995, Paulina cuidava da distribuição das vacinas que chegavam à regional da Vila Mariana, bairro na Zona Sul de São Paulo. Ela conta que era um fluxo gigante, que recebia todas as vacinas da região e as distribuía para os postos. Depois, no ano 2000, entrou para o Crie, para trabalhar como supervisora da unidade de imunização especial, o que incluía também o trabalho de vacinar os pacientes. Sua geladeira guardava quarenta tipos diferentes de vacina, de sarampo, hepatite, gripe, entre outras.

Com 62 anos em 2020, Paulina era uma referência dentro do centro. Sabia números de cabeça ("Todo ano, para a campanha de influenza, recebemos 20 mil doses da vacina") e gostava de lembrar que o Crie nunca parou, nem mesmo na pandemia — fizeram lá a campanha de vacinação da gripe, que terminara em maio, um pouco antes da pesquisa de Oxford começar. Quando as doses da Chadox chegaram, a enfermeira foi surpreendida por uma novidade: era a primeira vez que teria de lidar com uma vacina congelada. Foi assim que chegou o primeiro lote do produto ao país, que, depois, passaria a vir na temperatura "normal" para vacinas, entre 2 e 8°C.

Ela conta que a Chadox congelada foi a vacina mais diferente com a qual já trabalhou na vida. Os cuidados de descongelamento, os cuidados de diluição, a quantidade de doses por frasco, tudo isso era novo mesmo para ela, que já acumulava tanta experiência. Para aplicar a vacina naquele formato, Paulina segurava o frasco por quatro minutos e, com o calor da mão, o produto ficava pronto para a diluição. Cada frasco, naquele lote, vinha com quatro doses, que deveriam ser usadas num intervalo de cerca de quatro horas. Se a randomização não jogasse nenhum voluntário para o braço da Chadox nesse prazo, e o frasco já estivesse aberto, infelizmente, ela era obrigada a descartá-lo. Até por isso, a agilidade do centro era muito importante. Quanto mais voluntários passassem por ali todos os dias, menores eram as chances de perda de doses na diminuta sala de Paulina. Pelo estudo, ela chegou a vacinar oitenta pessoas num só dia. Sua carga de trabalho também aumentou — começava às sete da manhã e, a depender da agenda do dia, seguia até quase meia-noite. Mas, como os demais, ela diz que o que a movia era se sentir parte de um projeto que o mundo inteiro esperava que fosse um sucesso. Todo mundo queria voltar à vida normal.

Depois de aplicada a vacina, o voluntário era encaminhado para observação. Em São Paulo, foi organizado um espaço nos fundos com essa finalidade. Ninguém podia ser dispensado imediatamente. Pedíamos que a pessoa aguardasse trinta minutos, para depois conversar com um médico sobre como se sentia e receber uma cartela de paracetamol. Tentávamos assim minimizar os efeitos adversos mais comuns logo após a vacinação, como febre e dor de cabeça.

Por fim, antes de partir, o voluntário recebia uma ajuda de custo para o transporte. Não se trata de uma remuneração pela participação na pesquisa, algo que não é permitido pela comissão nacional de ética do Brasil, mas apenas o custeio do deslocamento até o centro, para que dificuldades financeiras não impedissem o engajamento na pesquisa. Cada centro de testes no país repassou um valor. Se em São Paulo a solução encontrada foi entregar aos voluntários cartões de débito com o valor estipulado, na Bahia o time optou por fazer o pagamento em espécie. Vem daí uma das histórias mais divertidas do centro de testes baiano.

Numa sexta-feira, a equipe do Hospital São Rafael, de Salvador, se deu conta de que havia deixado de fazer a prestação de contas da semana e que, por isso, estava sem o dinheiro para reembolsar os próximos voluntários. Escalaram então Litza Gusmão para ir ao banco. Espécie de faz-tudo do hospital, a engenheira eletricista foi a responsável por criar os mapas e a sinalização para organizar o trânsito de voluntários na instituição. Naquele dia, ela deu azar: voltou do banco com notas de 50 reais. "Litza do céu, como é que eu vou reembolsar um voluntário com nota de 50? Vou ter que pedir troco para cada um?", perguntou Nivana Borges do Sacramento. Àquela altura, o centro baiano recebia cerca de 80 voluntários por dia. As duas pensaram em trocar o dinheiro no posto de gasolina. Desistiram. Eram muitas notas, teriam de explicar, não ia funcionar. "Foi quando eu tive a ideia: vou trocar com Cira do Acarajé", contou depois Nivana.

Formada em Administração, Nivana passou por diversas funções no estudo de Oxford. Montou as pastas dos voluntários, fez incursões à papelaria em busca de etiquetas e outros materiais, depois passou a ligar para agendar as visitas — chegava a fazer 300 telefonemas num dia — e, por fim, trabalhou na sala de observação, onde o participante fazia a pausa depois da vacinação e recebia a contribuição para o transporte.

A história é que ela chegou à barraca de Cira do Acarajé com 2 mil reais num envelope metido dentro da calça, morrendo de medo de ser assaltada e levarem o dinheiro da vacina. Uma das mais famosas baianas de acarajé de Salvador, a barraca de dona Cira não aceita pagamento em cartão. Acarajé, só em dinheiro. Nivana era freguesa habitual e sabia da regra. Por isso, também desconfiava que o caixa de dona Cira teria notas de menor valor. Falou primeiro com a filha dela, Ana Paula. "Preciso trocar 2 mil." Entre as panelas de gordura quente na barraca, a moça devolveu: "Ave Maria, minha filha, para que esse dinheirão?" Nivana explicou que era para a coisa da vacina. Ana Paula, que sabia do emprego da cliente no Hospital São Rafael, pediu que ela retornasse no dia seguinte, às sete da manhã, e fosse direto para a casa de Cira. Lá, a primeira coisa que a baiana quis saber foi para que tanta nota de 20. "Olhe, dona Cira, a gente está com um projeto de teste da vacina para o coronavírus, e aí eu tenho que dar um reembolso aos voluntários do teste no valor de 20 reais. E veja o que o banco fez comigo? Me deu tudo em nota de 50." Cira ajudou e terminou o papo com um "Tomara que dê certo!", se colocando à disposição para ajudar sempre que preciso.

Nivana chegou ao hospital antes do primeiro voluntário, marcado para as oito da manhã daquele dia de julho. A baiana do acarajé morreria quatro meses depois, em novembro de 2020, de insuficiência renal. Ficou internada no mesmo lugar onde foram realizados os testes da vacina que ela indiretamente havia ajudado. No braço baiano do estudo, participaram 107 funcionários, entre eles, 59 médicos que se desdobraram entre o atendimento em consultório, as visitas dos voluntários e a vigilância epidemiológica para encontrar casos de covid-19 entre os participantes da pesquisa depois da vacinação.

A busca ativa e a vigilância são trabalhos tão ou mais importantes quanto o de angariar voluntários. Não se prova uma vacina sem ter casos da doença. Precisamos seguir os participantes do estudo de perto, para que não nos passe despercebido nem um só caso de covid-19. Na busca ativa, residentes ou estudantes de medicina nos ajudavam a mandar centenas de mensagens todos os dias. Se os voluntários não respondessem, nós telefonávamos. Assim que a equipe da busca ativa encontrava um voluntário que relatasse ter ao menos um sintoma de covid-19, o caso era encaminhado para as médicas. Esse era um processo que eu acompanhava de perto, e fiz várias visitas aos centros para entender o procedimento detalhado de cada um deles, a fim de tentar melhorar. Afinal, o sistema de vigilância ativa era crucial para trazer a vacina à população mais rapidamente. Eu não descansava revisando maneiras de melhorar nossa busca. Procurei ferramentas eletrônicas dentro e fora do país, aumentamos o número de pessoas nas equipes, melhoramos o treinamento, contratamos agências — tudo para não perder a corrida para o vírus.

Em Salvador, uma das profissionais que atuaram nessa função foi Renata Naves de Ávila Mendonça. A infectologista teve um treinamento, digamos, especial em coronavírus. Em janeiro de 2020, ela se mudou para Milão para fazer um estágio num hospital da cidade italiana. No final de fevereiro, viu o primeiro caso da doença ser registrado na emergência onde trabalhava, depois de um surto de covid numa cidade vizinha, em Codogno. Várias pessoas que assistiam a um jogo de futebol num bar deram entrada em hospitais da região com quadro de insuficiência respiratória. De repente, eram sessenta casos na região. Foi quando começaram a testar pessoas no hospital dela e descobriram que já havia infectados lá dentro. Foi toda uma estratégia para mudar a enfermaria de infectologia e fechar um andar só para atendimento covid. De repente, os quarenta leitos da infectologia se transformaram em 120 e, de novo, de repente, era o hospital inteiro com pacientes de covid. Um hospital de quase mil leitos.

Por ter trabalhado de forma tão direta no primeiro epicentro da pandemia na Europa e por já ter feito residência no Hospital São Rafael, a baiana se tornou uma referência entre os médicos da instituição. A diretora Ana Verena a procurou ainda em março para conversar sobre o que Renata vinha observando no hospital italiano, e fez o convite para que ela voltasse ao Brasil. Com uma carta enviada pela Rede D'Or, foi feita uma espécie de repatriação. Renata conseguiu voltar, ficou quinze dias de quarentena em casa e logo depois já estava na emergência do hospital. Foi natural que também participasse da pesquisa da vacina. Ela conta que, como já estava envolvida com toda a questão da covid, também queria fazer parte da etapa seguinte, que seria frear o vírus de alguma forma.

No início do estudo em Salvador, Renata atendia os voluntários nas primeiras visitas. Depois, a partir de setembro, passou a acumular o trabalho de registrar casos suspeitos e convocar de volta ao centro os participantes com qualquer sintoma de covid. Não podíamos apenas esperar respostas para as mensagens de texto ou investigar somente os voluntários que apresentassem mais de um sintoma da doença. Não era preciso reunir febre, tosse, falta de ar e perda de olfato ou paladar para testar o voluntário. Bastava um sintoma para que fosse chamado de volta. Não podíamos perder nem mesmo um caso.

Isso se tornou uma espécie de mantra que eu entoava nas reuniões semanais com as diretoras dos centros. Já estávamos em setembro de 2020 e, àquela altura, muitos dos voluntários já tinham tomado a segunda dose da vacina. O trabalho de vigilância precisava ser reforçado, ao mesmo tempo que ainda recrutávamos pessoas, já que, também em setembro, tínhamos aceitado o desafio de dobrar de tamanho a pesquisa no país, de 5 mil para 10 mil voluntários. Nosso trabalho, então, também dobrou de tamanho. Enquanto inaugurava as três novas unidades — em Natal, Porto Alegre e Santa Maria —, eu pedia aos centros de Salvador e de São Paulo o reforço da vigilância e, de quebra, o recrutamento de mais quinhentos e mil participantes, respectivamente.

Como seguia decidida a não entrar em aviões comerciais durante a pandemia, coordenei à distância a abertura dos três novos centros. Também não consegui ir a Salvador antes de outubro de 2020, quando fiz minha primeira visita ao Hospital São Rafael, num avião particular da Rede D'Or. Mas eu me fazia o dia inteiro presente, em reuniões on-line com os pesquisadores de todo o país. Alguns integrantes da equipe de estudo, ao me encontrarem pela primeira vez, diziam que até sonhavam comigo. O estudo de Oxford tomava minha agenda das primeiras horas da manhã até a noite. O que me tirava de casa era o centro de testes do Rio. Afinal, estava localizado na cidade onde eu morava e, além disso, era a unidade que mais precisava de suporte. A base carioca das pesquisas, no Instituto D'Or, tinha uma operação menor que a de Salvador, por não estar inserida em um hospital — eram ao todo 86 funcionários, dos quais 55 eram médicos.

A equipe médica era excelente, mas a maioria não tinha experiência com estudos clínicos de vacinas. Para evitar tropeços e assegurar a qualidade de todos os centros, eu já havia inclusive contratado, desde junho, uma empresa de suporte a pesquisas clínicas — a chamada CRO, ou Clinical Research Operation —, com a qual já trabalhava em outros estudos. Em outubro, o CEO da empresa veio ao Brasil.

Jose Cayetano Jimeno Parra tem 39 anos e criou a VaxTrials em 2012. Foi quando eu o conheci pessoalmente. Ele já havia trabalhado na minha equipe da GSK na América Latina, mas não tínhamos nos encontrado. Foi em 2012, numa reunião que organizei na Fundação Gates, em Seattle, para discutir a operação de estudos para a nova vacina de pólio oral, que o rapaz colombiano se destacou. Ele próprio lembra a cena, contando que é participativo, não tem vergonha — se vai a uma reunião de trabalho e estão todos em volta da mesma mesa, vê todos como iguais. Quando começaram a falar sobre a logística dos estudos em diferentes países, ele ficou intrigado, pois muitos comentários não batiam com a realidade. Então se levantou e disse o que pensava. Quando vi Jose falar, eu disse: "Vamos contratá-lo." A princípio, ele nos daria uma consultoria por três meses. Acabou ficando um ano. Desde então, entre 2012 e 2018, trabalhamos juntos em doze estudos de vacinas.

Nas visitas que fez aos centros brasileiros da pesquisa de Oxford, Jose identificou problemas e criou soluções. Em relação a melhorar a busca ativa dos voluntários, que era uma prioridade, foi ele, por exemplo, quem orientou e reforçou junto aos pesquisadores que não bastava mandar a mensagem de texto e esperar que o voluntário respondesse. Era preciso telefonar e falar pessoalmente com cada um deles. "Não vão responder se pensam que estão recebendo a mensagem de um robô. Mas, se um médico liga, vão se sentir acolhidos e respeitados", explicou ele numa reunião com investigadores da pesquisa no Idor carioca.

Carismático, Jose consegue apontar problemas sem intimidar os pesquisadores. Começou assim sua palestra à investigadora do centro de testes do Rio e à coordenadora nacional de pesquisas do Idor: "Sou Jose Jimeno. Sou médico, casado, minha mulher se chama Carolina e minhas filhas se chamam Laura e Mariana. Sou um apaixonado por vacinas. Meu pai era urologista, eu até fiz um ano de internato nessa área, mas depois fui ao serviço militar obrigatório como médico, no meio das Farc, numa área rural da Colômbia. Foi quando decidi: quero trabalhar com saúde pública. E então comecei a trabalhar em pesquisas, há dezesseis anos. Tenho minha empresa desde 2012. Também gosto de futebol e de animais, mas em toda a minha vida só trabalhei como médico de guerra e com pesquisa em vacinas. Nada mais."

Depois da introdução intimista, ele entra nos problemas — e, ainda assim, com delicadeza. "Se vocês olharem tudo que fizeram até agora para ajudar essa vacina, é incrível. É muito maior que os problemas que temos. Os problemas são parte dos estudos. As pessoas que fazem estudos pequenos se assustam muito. Mas eu estou aqui para dizer que os problemas em estudos são normais, sou da sua equipe. Fui contratado para apoiá-los. Vamos identificar os problemas e resolver."

Vigilância e preparo do centro para possíveis inspeções de agências regulatórias ou auditorias internas de Oxford eram os dois pontos principais daquela reunião comandada por Jose no Idor. Um ponto importante eram os chamados desvios de protocolo, que são reportados para os comitês de ética e para as agências. Numa pesquisa com esse volume de voluntários, os dados a serem inseridos no sistema são infinitamente maiores do que aqueles com os quais os centros estavam acostumados. Erros humanos na inserção desses dados são esperados e, por isso, além do exército de profissionais contratados para a função, havia um outro só para checar se os dados inseridos por eles estavam corretos. Só para assegurar a qualidade dos dados, eu tinha dois times de supervisores. Eles deveriam pegar as pastas de cada voluntário e checar se algo faltava. Então, deveriam correr atrás dos médicos e dos participantes para preencher com veracidade as informações que estivessem faltando. Também cabia a eles averiguar se os dados das pastas batiam com aqueles inseridos na base de dados.

Jose Jimeno nos ajudava a manter esse trabalho em dia para uma eventual inspeção. Ele dizia que íamos passar por isso. Seria estressante, mas íamos nos preparar. Sua preocupação era a vigilância, a busca por participantes que tivessem sido infectados. Isso porque, naquela manhã de 5 de outubro, o Brasil já havia recrutado 5.700 voluntários e identificado apenas 297 casos. "Isso é muito pouco. E nem todos são positivos. Ou seja, estamos muito lentos", repetia. Jose então repassava a importância do que eu já vinha pedindo aos pesquisadores: o compromisso com a vigilância. "Vejam: estamos num estudo de vacina. A pessoa toma a vacina e pronto. Ela não quer voltar. É diferente de um estudo de medicamento, por exemplo, em que a pessoa volta porque, se não aparecer, não vai receber o remédio. No nosso caso, precisamos ter estratégias de aderência."

Enquanto Jose fazia seus monólogos, Mayara Fraga Santos Guerra o observava com os olhos atentos. Coordenadora nacional de pesquisas clínicas do Idor, ela nunca havia participado de um estudo de vacina, embora o instituto tenha vasta experiência em outras pesquisas — mais de setenta projetos na área de neurologia, terapia intensiva, pediatria e oncologia. Vacina, não. Era natural, portanto, que a equipe deparasse com dificuldades, parte do aprendizado em uma nova área. Segundo ela, demorou um pouco para que todos conseguissem entender o trabalho, porque era diferente. Era preciso entender o que se podia pedir, para quem pedir, qual a função de cada um no estudo.

Aos 29 anos, a paulistana formada em farmácia havia acabado de se casar quando veio a pandemia e, em seguida, a adesão do Idor ao estudo de Oxford. De São Paulo, ela passou a fazer viagens semanais para o Rio e para Salvador a fim de acompanhar os times de cada centro de testes e tentar resolver *in loco* os problemas que apontávamos. Nos três meses seguintes, deve ter passado um mês e meio em casa. O resto estava viajando. E em casa, o celular não parava. De domingo a domingo. Quando conta isso, ela completa que não podia se queixar — era uma experiência nova, interessante, que agregava à sua carreira um nível além de preparo.

De fato, o nível mudou depois das longas conversas com a equipe e dos treinamentos com Jose, ora à distância, ora *in loco*. O centro de testes do Rio se organizou, adotou um *call center* para buscar os voluntários um a um e saber de seus sintomas, na tentativa de capturar casos positivos de covid que estivessem passando despercebidos por nosso radar. Contornados os problemas, o centro acabou por recrutar 1.596 voluntários, 596 a mais do que o inicialmente combinado, nos ajudando a chegar aos 10 mil. Com o bom resultado, iniciei as conversas com o Idor para aumentar o investimento do centro em pesquisas de imunizantes, pois o mundo precisava de mais centros de pesquisa de qualidade, uma vez que mais produtores de vacinas chegavam à fase 3, a fase de eficácia.

Em paralelo à rotina da pesquisa da vacina de Oxford, continuei o trabalho junto à Fundação Bill e Melinda Gates. A Fundação havia me pedido para liderar um projeto de suma importância para o desenvolvimento de vacinas: criar mais centros de testes. A partir da disponibilização de um fundo de 1,7 milhão de dólares para investir em centros de testes de vacina na América Latina, montamos um time para me ajudar a identificar centros na região que pudessem ser preparados em quatro meses para conduzir uma fase 3 de qualidade com elevado e rápido recrutamento de voluntários, e respeitando as regras de saúde pública. Vinte e dois centros em sete países receberiam os recursos — um deles seria o Idor do Rio. Além disso, durante toda a pandemia, trabalhei como membro do conselho científico de outras duas produtoras de vacinas de Covi-19, além da Universidade de Oxford: a chinesa Clover e a alemã CureVac. Em todas as frentes, estávamos em busca de uma vacina.

# Capítulo 6

# O apoio privado na pesquisa

*Quando Bill Gates me perguntou, na sala de sua casa, em Seattle, quantos voluntários haviam participado dos testes da vacina do rotavírus só no México, ele já sabia a resposta. Para alguém familiarizado com pesquisas clínicas, aquele estudo é um marco histórico. Até a pandemia em 2020, não se pensava ser possível desenvolver e registrar uma vacina em menos de cinco anos. A pesquisa do rotavírus foi uma exceção. Em dois anos, de 2003 a 2005, fomos da preparação dos centros e do início dos testes em 63 mil crianças ao registro da fórmula no México. A conversa com Bill Gates foi em 2011, seis anos tinham se passado desde a aprovação da vacina do rotavírus e eu estava diante do fundador da Microsoft, que me olhava em silêncio à espera da resposta para sua pergunta: "Quantas crianças seu estudo recrutou no México?" "Cerca de 13 mil", respondi e, antes que pudesse seguir, ele próprio precisou: "13.245."*

O INTERESSE DE BILL GATES por saúde global começou no final dos anos 1990, quando, como ele gosta de contar, leu no *New York Times* uma reportagem sobre os milhares de crianças em países pobres que morriam vítimas de doenças para as quais havia prevenção ou que já estava até mesmo erradicadas nos Estados Unidos. Então, o fundador da Microsoft mandou o artigo do jornal ao pai, William H. Gates Sr., com uma mensagem: "Pai, talvez possamos fazer algo para resolver isso." Pouco tempo depois, no ano 2000, surgia a Fundação Bill e Melinda Gates, que, em duas décadas, investiu mais de 50 bilhões de dólares em projetos de educação e saúde, como o desenvolvimento de medicamentos e vacinas. Era por isso que o bilionário havia nos convidado para aquele jantar em Seattle. Bill Gates queria que eu e Ralf trabalhássemos para sua fundação.

Àquela altura, já tínhamos uma longa experiência como pesquisadores de imunizantes. Em mais de vinte anos conduzindo testes de medicamentos e vacinas, liderei ensaios que terminaram por provar e levar ao mercado dezenas de produtos. Ralf, por sua vez, talvez tenha feito chegar ao mercado cerca de trinta imunizantes, a maioria inéditos no mercado — ele próprio não sabe precisar. Sua história na indústria começou em 1988, na alemã Hoechst-Behringwerke. Já na SmithKline Beecham, que depois se tornaria GSK, ele comandou o desenvolvimento global de vacinas, além da parte comercial delas e também de medicamentos na América Latina até 2006, quando decidiu assumir a chefia da recém-criada Novartis Vacinas, com o desafio de fundar um departamento de desenvolvimento que, por fim, traria ao mercado imunizantes novos, como o da meningite B ou do H1N1. Na sequência, migrou para a Takeda Vacinas e, no mesmo cargo, liderou o desenvolvimento de fórmulas novas, para o norovírus e a dengue, por exemplo. Quando Bill Gates nos convidou para trabalhar na fundação, os projetos nos quais estavam envolvidos já tinham impacto na redução da mortalidade em vários países. Não podíamos perder o que parecia uma oportunidade única de contribuir para a saúde pública. Passamos a integrar o comitê científico em diferentes áreas de desenvolvimento clínico e a prestar consultoria à equipe da Fundação Gates.

Com mais de 1.500 funcionários, a instituição tem entre seus dirigentes ex-executivos de farmacêuticas — muitos deles, nossos conhecidos. É o caso de Trevor Mundel, o presidente de saúde global da fundação. Antes de chegar à indústria farmacêutica, o médico nascido e formado na África do Sul estudou filosofia em Oxford e fez doutorado em matemática. Em 2003, entrou na Novartis, onde conheceu Ralf, e, como conta, juntos eles tentaram "incorporar à indústria farmacêutica o pensamento de responsabilidade social". Na Novartis, seu grupo produziu a primeira droga do mundo para a malária. Mas aquilo era exceção — enquanto chefe de desenvolvimento de fármacos, Trevor tinha só cinco pessoas trabalhando no medicamento para a malária, enquanto centenas de funcionários se dedicavam a pesquisar drogas para doenças raras. A indústria era voltada majoritariamente para a criação de drogas caras, destinadas a pequenos grupos, e isso não interessava a Trevor, que pediu demissão da Novartis para assumir o trabalho na Fundação Gates. Ele recorreu a mim e a Ralf para ajudar na reorganização do time de vacinas, enquanto comandava também os grupos de trabalho em medicamentos. Nossa parceria ganhou contornos mais robustos quando veio a ideia de alavancar o desenvolvimento de uma nova vacina oral para a poliomielite.

Trevor pediu que liderássemos, em 2012, um programa para o desenvolvimento da nova vacina oral contra a pólio. A pesquisa se estenderia até 2020, quando publicamos resultados na revista *Lancet*[*] em meio à pandemia, quando no Brasil os estudos de Oxford já estavam em curso e eu preparava 22 centros na América Latina para receberem pesquisas de vacinas de covid-19. A pesquisa da pólio foi considerada outro marco na história das vacinas. A chamada nOPV2 foi o primeiro imunizante a ter o uso emergencial analisado e recomendado pela OMS, em novembro de 2020 — e, como a própria organização ressaltou, abriu caminho para as vacinas da covid-19 que chegariam em seguida. A chamada EUL (*emergence use listing*, ou lista de uso emergencial) foi um procedimento criado pela OMS na ocasião do surto de Ebola, em 2014, a fim de favorecer o andamento rápido da análise de produtos (medicamentos e vacinas) em situações de emergência sanitária — e os surtos de pólio, segundo a organização, são uma emergência.

---

[*] Estudo publicado em 9 de dezembro de 2020, disponível em https://www.thelancet.com/journals/lancet/article/PIIS0140-6736(20)32540-X/fulltext

A decisão de desenvolver uma nova vacina oral para a pólio veio após a incidência de eventos adversos muito raros e, também, após a mutação do vírus com a vacina oral já existente. É preciso dizer que os benefícios da vacina antiga, mesmo assim, superaram os riscos — a fórmula havia sido responsável pela quase erradicação mundial do vírus. Desde os anos 1980, a vacinação em massa fez os casos caírem drasticamente. Em 1988, quando se fundou a Iniciativa Global de Erradicação da Poliomielite (GPEI), um consórcio atualmente capitaneado pela Fundação Gates, 242 mil pessoas tiveram a doença. Em 2016, apenas 46 casos foram registrados no mundo todo. A quase erradicação é fruto das vacinas, em especial da fórmula oral, que, diferentemente da injetável, cria a chamada imunidade de rebanho. Paradoxalmente, é também ela a responsável indireta pelos novos surtos de pólio, causados por um vírus derivado da própria vacina. O chamado cVDPV2 é excretado por quem foi imunizado e atinge os que não estão imunes à doença — ou seja, a causa dos novos surtos não é diretamente relacionada à vacina, mas à queda nas vacinações, como reconheceu a OMS.

A vacina oral tradicional de pólio é feita do vírus inativado e, se crianças não forem imunizadas e viverem em condições precárias de saneamento básico, o patógeno enfraquecido, eliminado nas fezes, pode circular entre os indivíduos. Ao longo do tempo, esse vírus sofre mutações e chega a uma nova forma que, por fim, pode causar paralisia como um evento adverso muito raro. Surtos recentes na África e em alguns países da Ásia e da Oceania foram provocados por essa mutação. Em

2019, a OMS registrou 368 casos no mundo. Nós estávamos atentos ao problema muitos anos antes.

Quando começamos a trabalhar no projeto, em 2012, a nova fórmula estava sendo desenvolvida. Era preciso conduzir estudos clínicos em diferentes frentes e com agilidade, pois os surtos epidêmicos estavam ficando evidentes. Por isso, Trevor Mundel chamou a pesquisa de "estudo Hidra", em referência ao monstro de várias cabeças da mitologia. A nova formulação foi criada para ter imunogenicidade igual à primeira e mais estabilidade genética — ou seja, um potencial menor de sofrer mutações que podem causar paralisia.

Após o anúncio da OMS de que nossa vacina contra a pólio era a primeira a ser listada para uso emergencial na história, recebemos mensagens elogiosas e de agradecimento. Fiquei feliz quando Trevor Mundel me chamou de a melhor "testadora" de vacinas do mundo. Ele diz que a criatividade de nosso time para acelerar o programa pôs em teste a própria OMS e seus procedimentos para uso emergencial, em um momento crucial da pandemia, preparando o caminho regulatório para as vacinas de covid-19.

Enquanto ainda se desenrolavam os últimos estudos da pólio, e eu já trabalhava nos testes da vacina de Oxford no Brasil, surgiu outra demanda da Fundação Gates — desta vez, voltada para a pandemia do novo coronavírus. Eu deveria participar de reuniões do Covax, o consórcio internacional capitaneado pela OMS para a aquisição e posterior distribuição de vacinas contra a covid-19 para os países mais pobres do planeta. Meu papel era dividir com outros produtores e desenvolvedores de vacinas a experiência em preparar centros de pesquisas clínicas, já que os estudos de fase 3 da vacina de Oxford haviam sido os primeiros a se iniciar no mundo, primeiro no Reino Unido e depois no Brasil. Começamos em tempo recorde, levando em consideração todos os obstáculos que a pandemia nos impôs, como a falta de equipamentos e suprimentos básicos, a redução de voos internacionais e nacionais, entre outros. Em várias reuniões sobre desenvolvimento global de vacinas ficava claro que havia uma escassez de centros de testagem para estudos de larga escala. O risco era que os produtores chegassem à fase 3 e não houvesse onde fazer a testagem. Pior ainda seria testar em centros de baixa qualidade e terminar com os dados invalidados. Não só os centros com infraestrutura eram escassos, mas também a quantidade de pessoal qualificado, fosse na área de monitoria fosse no gerenciamento de projetos ou no aspecto regulatório. Nunca se precisou tanto desse tipo de qualificação. Mesmo as equipes para treinar a mão de obra dos centros eram escassas — os bons profissionais estavam abarrotados de trabalho, na linha de frente das pesquisas.

O plano, então, era preparar centros de testes pelo mundo para que recebessem, de forma adequada, estudos de imunizantes para a covid-19. Eu ficaria encarregada de coordenar esse trabalho na América Latina, enquanto duas outras instituições fariam o mesmo trabalho na África e na Ásia, incluindo o Oriente Médio. Num movimento um tanto visionário que marca toda a sua trajetória, Bill Gates sabia que, iniciada a corrida pela vacina no primeiro trimestre de 2020, dezenas de imunizantes chegariam à fase de testes clínicos até o final daquele ano. Para que isso pudesse acontecer, os produtos tinham de encontrar centros de recrutamento e acompanhamento de voluntários preparados. Caso contrário, corria-se o risco de ter fórmulas prontas à espera e competindo por centros, profissionais e ambientes equipados para os testes. A epidemiologia e a localização geográfica também eram parte importante da escolha dos centros — daí a relevância de se preparar vários deles ao redor do globo. Não sabíamos como a pandemia iria se comportar e quanto tempo iria durar; nesse contexto, esperar estava fora de cogitação.

Ainda em julho de 2020, comecei a conversar com a Fundação Gates para definir o que seria o programa de financiamentos a ser lançado na América Latina. Ao todo, a fundação disponibilizou 1,7 milhão de dólares para investir na preparação de centros de testes na região. Corri tanto que, em três dias, meu time tinha falado com mais de trinta pesquisadores de centros em dez países da América Latina, muitos deles com quem eu já havia trabalhado. Para que pudessem se candidatar, os centros não poderiam ter compromisso firmado com nenhuma indústria. Receberiam o financiamento para que estivessem prontos assim que as fórmulas entrassem na última fase de testes em humanos. Achei que seria mais simples se tivéssemos um centro local para receber o montante total e repassar aos demais. Eu havia estreitado as relações com o Idor e negociei para que atuassem como essa figura central e também para que fossem beneficiados com parte do financiamento, preparando mais um centro de testes, no Glória D'Or, um dos espaços da rede no Rio de Janeiro. Entre os 22 centros em sete países que receberam a bolsa da fundação, há outros brasileiros, como um espaço em Belém, onde eu já havia trabalhado durante o braço brasileiro da pesquisa do rotavírus, nos anos 2000; dois no Rio Grande do Norte e dois no Rio Grande do Sul. Além desses, centros na República Dominicana, na Colômbia, no México, no Peru, na Guatemala e em Honduras também receberam o financiamento da Fundação Gates. Tais espaços foram preparados em relação a infraestrutura, equipamentos, identificação, treinamento e capacitação de pessoal para recrutar cerca de mil voluntários por mês respeitando todas as medidas de saúde pública impostas pela pandemia. A logística de vacinar e coletar amostras de sangue, além de fazer a entrada de dados em sistemas e o acompanhamento dos voluntários, demanda quase um exército para realizar todas as tarefas.

Por fim, depois do trabalho de preparação, os centros foram auditados por uma empresa independente. Terminada essa validação dos centros, eles passaram a ser recomendados pelo Covax, e quatro meses depois do início do trabalho vinte deles já estavam conduzindo testes para vacinas de covid ou em negociações de contratos com dez diferentes indústrias, como Pfizer, Janssen, Clover, Medicago, Oxford e CureVac, entre outras. Seis meses depois, os dois últimos centros já estariam contactados ou atuando. Tudo isso revela a necessidade de preparação de centros como forma de possibilitar que mais vacinas cheguem à população em menor prazo possível.

Desde o início de 2020, a organização do fundador da Microsoft esteve envolvida com o desenvolvimento de tratamentos e vacinas para a covid-19. Em março daquele ano, Bill Gates foi a público instar as farmacêuticas a trabalharem com agilidade e cooperação, pedindo que compartilhassem dados para contribuir com o combate à pandemia. Seu envolvimento com emergências sanitárias globais vinha de muito antes, desde a criação da CEPI, a Coalizão para Inovações em Preparação para Epidemias. Trata-se de uma espécie de consórcio formado por governos (como Noruega, Alemanha, Reino Unido, Japão entre outros) e fundações filantrópicas (como BMGF e Wellcome Trust), lançado oficialmente no Fórum Econômico Mundial de Davos em 2017, com a missão de direcionar recursos para a produção de vacinas. A importância da CEPI foi reforçada num encontro em Berlim em 2018, com a presença de Bill Gates, Angela Merkel e outros líderes. Eu estava lá e pude testemunhar decisões importantes para a saúde pública global. Foram revisados marcos de desenvolvimento de algumas vacinas, como as de tuberculose, e anunciou-se a criação do primeiro escritório da Fundação Gates na Alemanha. Naquele encontro, o maior investidor do consórcio, a Noruega, mostrou que voltaria o foco para financiamentos de projetos de imunizantes contra doenças com potencial de causar epidemias, identificadas pela OMS em uma lista chamada *blueprint*. As cinco doenças prioritárias da lista eram: febre de Lassa, infecção pelo vírus nipah, chicungunha, febre de Rift Valley e MERS, a síndrome respiratória causada por um tipo de coronavírus. Era este, aliás, o patógeno com o qual Oxford já lidava no início de 2020, com recursos da própria CEPI. Com pequenos ajustes, a universidade pôde adaptar o trabalho para o SARS-CoV-2, causador da covid-19, e assim saiu na frente na corrida por uma vacina para o novo coronavírus.

Além dos estudos de Oxford, eu também vinha atuando desde janeiro de 2020 como membro do comitê científico de duas outras fórmulas contra a covid-19 — a da CureVac, farmacêutica alemã, e a da Clover, chinesa.

Desta última, acabei por receber o convite para liderar, como investigadora principal, os estudos clínicos na América Latina. A Clover tem uma capacidade de produção enorme — significativa para fazer diferença na resposta à pandemia. Em dezembro de 2020, a empresa apresentara dados de que sua vacina era segura e gerava resposta imune com títulos muito elevados de proteção. O passo seguinte seriam os testes clínicos de fase 3, e a Clover precisava levar sua vacina aos braços dos voluntários. O Brasil, com o protocolo de estudo pronto, com a importação da vacina definida e com a curva de casos de covid-19 ainda em alta, seguia como um cenário favorável aos testes, e a empresa decidiu que faria aqui sua pesquisa.

Mais tarde, eu aceitaria coordenar e ser a investigadora-chefe de outros cinco estudos de Covid-19. Dois deles focam no que chamamos de reforço heterólogo, quando se combinam vacinas de plataformas diferentes, introduzidas como segunda ou terceira dose; um é financiado pela Fundação Gates e o outro foi encomendado pelo Ministério da Saúde brasileiro, com a colaboração da Universidade de Oxford, com o intuito de planejar os próximos passos da vacinação nacional. O terceiro estudo investiga a segurança e a persistência de anticorpos no segundo ano após a imunização com a vacina de Oxford, introduzindo uma terceira dose do imunizante um ano após a segunda. O objetivo é responder a perguntas importantes, como a duração e a qualidade da imunidade gerada pelas vacinas e o impacto do reforço. O quarto estudo testa uma nova vacina Oxford/AstraZeneca contra a variante Beta. E quinto investiga a efetividade da vacina Oxford/Fiocruz na população brasileira, com apoio da OMS e da Fundação Bill e Melinda Gates e financiado em sua quase totalidade pelo Ministério da Saúde.

Este último estudo tem uma trajetória fantástica desde seus primórdios. Por meio de sua Secretaria de Saúde, a prefeitura de Botucatu, município de cerca de 140 mil habitantes no interior de São Paulo, e a Faculdade de Medicina da Unesp, que fica na cidade, me procuraram para orientar o desenvolvimento de um protocolo de efetividade da vacina de Oxford. Eles já haviam apresentado a ideia para a Janssen, que mostrou interesse, mas não imediato. O prefeito de Botucatu, Mario Eduardo Pardini, também trabalhando no ritmo covid, não queria esperar. A prefeitura havia sido contactada por um distribuidor que oferecia doses da vacina Oxford/AstraZeneca. Foi nessa época que decidiram me procurar. Imediatamente, informei que aquilo não me parecia trivial e os coloquei em contato direto com o laboratório. Entretanto, a ideia de realizar um estudo em uma cidade inteira era fascinante, e contribuiria muito para comunidade científica internacional. Estaríamos escrevendo um protocolo de efetividade, a exemplo de Escócia, Inglaterra e Israel. Seria um estudo único, o maior sequenciamento do vírus feito em território nacional, examinando em tempo real todos os casos positivos, seus contactantes e familiares por seis meses.

A falta de sequenciamento era motivo de crítica ao Brasil por vários cientistas internacionais, e agora poderíamos mostrar dados sólidos e validados sobre a efetividade da vacina e seu impacto sobre a transmissão das variantes mais circulantes no Brasil, ajudando a desenvolver estratégias em saúde pública.

E por que Botucatu? As vantagens eram claras e imediatas: além do sequenciamento local de qualidade em tempo real, tínhamos um sistema de farmacovigilância e a rede pública e privada totalmente ajustadas para a situação. Na verdade, a cidade já vinha procedendo dessa forma em relação à testagem dos pacientes e contactantes havia um ano, portanto só teríamos que aumentar o pessoal e a infraestrutura e treinar todos para uma pesquisa de qualidade. Mais uma vez, seria um grande desafio, e precisaríamos correr contra o tempo. O protocolo, que em geral leva semanas para ser escrito e revisado, foi feito em dois dias, a seis mãos e em duas línguas. Eu, o investigador da Unesp e Ralf fizemos o trabalho árduo entre uma sexta-feira e um sábado, mandamos traduzir e, no domingo, o material foi enviado para revisão pelos experts da OMS, de Oxford e da Fundação Bill e Melinda Gates.

O protocolo do estudo foi validado e teve a bênção da OMS, o que é muito importante. A Fundação Gates se interessou e se dispôs a financiar toda a parte da base de dados e análise estatística, feitas por um agência especializada da Bélgica. A Fiocruz ofereceu o sequenciamento genético. O estudo foi submetido em tempo recorde ao sistema CEP/Conep e, em paralelo, foi apresentado ao Ministério da Saúde, em busca de fomento. As doses da vacina seriam recebidas depois, condicionadas à aprovação do Conep e ao aval do Programa Nacional de Imunização.

Tudo isso aconteceu em trinta dias. Em 16 de maio de 2021 aplicamos a primeira dose na campanha de vacinação da cidade e, o que é impressionante, vacinamos mais de 66 mil pessoas em dez horas. Nas semanas seguintes, chegamos a 80 mil pessoas. Também coletamos cerca de 100 toneladas de alimentos doados pela população e entregues a uma comunidade local. Na campanha de segunda dose repetimos a marca de mais de 60 mil pessoas vacinadas em dez horas — ainda que fosse um domingo, dia dos pais. Na ocasião da redação deste livro, resultados interinos da Secretaria de Saúde de Botucatu apontavam a redução de 87% na incidência de novos casos da doença, redução de 85% nas hospitalizações e redução de 70% nos óbitos após a primeira dose da vacina. A informação parcial do sequenciamento genético indicava que 98,3% das amostras pesquisadas eram da variante gama ou P1, brasileira, e 1,7% da variante alfa, do Reino Unido.

# Capítulo 7

# A comprovação da eficácia

*Uma pausa, uma morte e informações sigilosas expostas. Foi a primeira vez que liderei um estudo clínico com tanta urgência e sob tantos holofotes. A corrida pela vacina para a covid-19, que se iniciou em abril de 2020, com a primeira fase da pesquisa de Oxford no Reino Unido, havia se transformado, seis meses depois, num tiroteio de informações desencontradas. Era, enfim, uma corrida com obstáculos.*

PRIMEIRO, VEIO A PAUSA. Era setembro quando os jornais do mundo todo repercutiam a interrupção do estudo da vacina para uma revisão de segurança. Embora pausas desse tipo sejam comuns em estudos clínicos, a notícia caiu como uma bomba. Os detalhes se tornaram públicos. E o pior: foram ventilados pelo CEO da AstraZeneca, Pascal Soriot, numa reunião com investidores. Ficamos aturdidos. Em trinta anos de pesquisas de vacinas, nunca tinha visto algo semelhante. Acordei com o palco internacional já montado, e as manchetes diziam que a indústria havia sido responsável por quebrar a confidencialidade de seu próprio estudo, numa clara demonstração de desconhecimento do chamado guia de boas práticas clínicas. Segundo esse documento, dados sobre voluntários são confidenciais e restritos aos pesquisadores, aos comitês e às agências regulatórias ligadas ao estudo. Talvez na ânsia de mostrar seu envolvimento com os testes conduzidos por Oxford, a AstraZeneca acabou expondo ao mundo que a pausa fora deflagrada depois de uma participante britânica apresentar um quadro de mielite transversa, inflamação na medula que pode ser disparada por uma infecção viral ou por um fenômeno autoimune. Nada disso — nem a pausa para a revisão de segurança e muito menos os detalhes sobre a voluntária em questão — poderia ter ido a público.

Não era, aliás, a primeira pausa na pesquisa da vacina de Oxford. Em julho de 2020, já havia ocorrido a suspensão dos ensaios clínicos na África do Sul e em seguida no Brasil, e não houve repercussão, como em qualquer estudo clínico. As interrupções, que não tinham relação com a fórmula em teste, não chegaram ao noticiário local ou internacional. No caso da voluntária britânica, o DSMB, comitê independente de experts que revisa dados de segurança da pesquisa, acompanhava todos os movimentos do estudo nos bastidores, de acordo com as regras internacionais. A conclusão foi que a reação adversa apresentada também não havia sido causada pela vacina, e os estudos foram retomados no Brasil, no Reino Unido e na África do Sul. Nos Estados Unidos, no entanto, a FDA, agência regulatória do país, levou 47 dias para autorizar a volta dos testes, um sinal de que a credibilidade do estudo ou ao menos a relação com o órgão do governo estava arranhada.

Havia o temor de que outras informações confidenciais discutidas nos estudos patrocinados pela Universidade de Oxford fossem vazadas pela AstraZeneca. Agências regulatórias e éticas se pronunciaram, inclusive no Brasil, enfatizando a necessidade e a obrigatoriedade da confidencialidade. A medida me soou prudente. A mídia mencionava maciçamente artigos e entrevistas com experts em estudos clínicos censurando o acontecido, claramente insinuando que não era mero descuido, mas parte de uma estratégia (equivocada) da empresa para se manter na mídia. Embora fosse novata num estudo de vacinas, a farmacêutica já havia realizado pesquisas clínicas de medicamentos, que também seguem as regras de boas práticas clínicas. O importante é que ficou claro para o mundo científico e regulatório que não houve vazamento ou quebra de sigilo por parte do grupo que conduzia o estudo.

Mais de um mês após a pausa, fomos novamente surpreendidos pelo vazamento de informação confidencial

— desta vez, por contatos do voluntário. A morte de um participante brasileiro não era a primeira perda no estudo, mas, desta vez, havia chegado à imprensa. Foi o gatilho para que eu passasse o dia a receber mensagens de jornalistas de todo o país. Expliquei aos jornalistas que eu não iria incorrer no erro de relatar dados sigilosos. Mas a imprensa havia conseguido o nome, a idade e a profissão do voluntário. Dias antes de a notícia ser revelada pela imprensa brasileira, nosso DSMB, bem como a Anvisa, já haviam sido informados da morte, exatamente como mandam todos os protocolos de uma pesquisa séria.

Também fiz questão de acrescentar que tanto o DSMB, quanto as agências regulatórias do Reino Unido e do Brasil haviam considerado a pesquisa segura. "A análise rigorosa dos dados colhidos até o momento não trouxe qualquer dúvida com relação à segurança do estudo, recomenda-se sua continuidade. Vale lembrar que se trata de um estudo randomizado e cego, no qual 50% dos voluntários recebem o imunizante produzido por Oxford", dizia o comunicado que ajudei a escrever.

A meu ver, era claro: da forma como estava escrito nas manchetes dos jornais, a morte estava vinculada à vacina. A mídia prestava, nesse caso, um desserviço ao desenvolvimento do imunizante, criando incerteza em torno da fórmula, o que poderia, infelizmente, atrasar a pesquisa ao espantar voluntários do estudo. Também me preocupava que aquela notícia pudesse servir para fomentar movimentos antivacina, que se alimentavam do ritmo acelerado das pesquisas para criar dúvidas em torno da segurança dos imunizantes.

Como tudo nessa pesquisa, os tempos se sobrepunham. Se a exposição da morte do voluntário na imprensa poderia atrasar o estudo, havia algo ocorrendo no mesmo dia, longe dos holofotes, que nos movia na direção oposta, a da comprovação da eficácia da vacina. Naquele 21 de outubro, avançávamos em outra frente: a da limpeza de dados. É como chamamos o processo de checagem e complementação das informações dos voluntários que são lançadas diariamente num sistema eletrônico unificado, o RedCap. Trata-se de um passo determinante para a comprovação da eficácia. Os dados de cada ficha precisam estar completos e "limpos", com termos de consentimento assinados e exames listados, sem documentos ou detalhes pendentes. Tínhamos que ter tudo pronto para que pudesse ser realizado o chamado bloqueio de dados, previsto para o início de novembro. Quando se faz isso, o material segue para o comitê de julgamento, que, após análise, envia o conteúdo para o comitê independente de segurança e, por fim, os dados chegam ao comitê científico, do qual faço parte. Nada pode falhar a fim de que a conta que resulta no percentual de eficácia da vacina feche. Ou seja, a fim de obtermos o dado que nos diz se temos ou não uma vacina.

Para que tudo isso acontecesse, tínhamos que buscar, identificar, registrar e seguir muito bem cada caso. E isso era algo em que havíamos investido muito desde setembro, quando criamos forças-tarefas nos centros de testes para que nenhum possível registro de covid-19 escapasse. Foi para isso que eu trouxe ao Brasil o time da empresa do Panamá liderada pelo colombiano Jose Jimeno, que contratei para dar suporte aos pesquisadores.

A pressão era imensa, e os olhos do mundo se voltavam para os desenvolvedores, cobrando a esperança depositada em cada um de nós. Posso dizer que trabalhávamos dia e noite, no Brasil e no Reino Unido, limpando dados, em reuniões virtuais. O esforço valia a pena, porque, aos poucos, víamos que havia uma luz no fim do túnel. Os casos pipocavam nos centros brasileiros e também nos centros britânicos. Foi quando atingimos o número mínimo necessário para começar a preparar uma análise preliminar que Andrew Pollard disparou o pedido para a limpeza expressa dos dados. Eu tinha recebido a mensagem do chefe do estudo de Oxford na semana do meu aniversário e comemorei a data trabalhando. O pedido de limpeza de dados era uma excelente notícia. Significava que estávamos mais perto de comprovar a eficácia da vacina. Mas também significava que o trabalho iria aumentar. Como nos últimos quilômetros de uma maratona, era preciso recobrar o fôlego e apressar o ritmo.

Naquele momento, tanto a AstraZeneca quanto Oxford haviam engrossado seu time de monitores. Do Reino Unido, eles avaliavam os dados globais lançados no RedCap e nos enviavam as pendências. Lembro-me de que, num dia, tínhamos 3 mil dados pendentes nas fichas dos centros. Questões burocráticas, como a falta de assinatura numa página ou da data num cabeçalho. A equipe toda se concentrou em resolver. Terminada a limpeza, na manhã seguinte, surgiram outras tantas pendências. O número me preocupava e eu sentia que, à distância, tinha menos controle sobre os pedidos. Sentia que precisava estar com meu time, porque sabia que todos eram capazes de resolver as demandas. Pela terceira vez na pandemia, entrei no avião cedido pela Rede D'Or rumo à capital da Bahia. Fiz a viagem acompanhada de Fernanda Moll. Era um bate e volta. Chegamos pela manhã e fomos direto ao Hospital São Rafael, o local de testes em Salvador. Criei uma lista com as pendências em ordem de urgência: havia os pedidos imprescindíveis, no topo das prioridades; os urgentes, em segundo lugar; e os necessários, que poderiam ser atendidos por último.

Num dia em Salvador, conseguimos organizar a equipe de forma a responder às demandas de Oxford de forma mais eficiente — e, bingo, eles conseguiram. Como brinquei, fiz a viagem para botar fogo na equipe. Na volta, um susto: havia uma tempestade na região do Rio de Janeiro e nosso avião não recebia autorização de pouso. Foi uma noite horrível. Por cerca de meia hora sobrevoamos a cidade, o avião aos solavancos. Eu repetia para Fernanda: "Não posso morrer sem ver a eficácia dessa vacina." Nós duas ríamos de nervoso e, quando finalmente pousamos, foi um alívio. Ralf me esperava em casa, era tarde da noite, e eu ainda tinha e-mails a responder e dezenas de mensagens no celular.

O que segurava a todos nós era a certeza de que em breve viria o pedido para bloquear os dados, outro marco da corrida. Foi em 4 de novembro que recebemos a mensagem de Oxford: "Lock the data." Isso significa que os dados recebidos até aquela data seriam usados para a análise interina — uma avaliação do ensaio em curso, que pode já atestar a eficácia da vacina ou mostrar que ainda não houve comprovação. O material foi enviado, então, para o comitê independente de eficácia e, enquanto os dados eram avaliados, nos dias seguintes ao bloqueio, começaram a surgir as notícias de outras vacinas. Moderna e Pfizer, as duas que estavam na linha de frente ao nosso lado, anunciaram percentuais de eficácia, mas sem seguir o rito de publicar os dados numa prestigiada revista científica, como a *Lancet*.

A primeira a divulgar foi a americana Pfizer. Seu produto, desenvolvido em parceria com a alemã BioNTech, tinha 95% de eficácia. Foram identificados 94 casos de covid-19 num universo de mais de 43 mil voluntários, segundo a empresa, que viria a confirmar a elevada eficácia mais de um mês depois, em 31 de dezembro, com um artigo publicado no *New England Journal of Medicine*.[*] A empresa tinha, então, dados mais robustos: no mesmo número de voluntários, coletou 162 casos de covid-19 no braço que recebeu placebo e apenas oito entre os que receberam a vacina em teste.

Depois da Pfizer fazer seu anúncio à imprensa, foi a vez de a Moderna exibir os resultados, ainda em novembro.[**] A farmacêutica americana relatou ter 94% de eficácia. Um *pool* de especialistas independentes mostrou que 95 participantes dos 30 mil recrutados pelo estudo da Moderna foram diagnosticados com a covid-19. Desses, apenas cinco eram do grupo que recebeu o imunizante desenvolvido pela empresa, e os demais, placebo.

As duas vacinas, da Pfizer e da Moderna, valem-se da mesma tecnologia, o RNA mensageiro. Até a pandemia,

---

[*] Disponível em: https://www.nejm.org/doi/full/10.1056/NEJMoa2034577
[**] Publicados na revista *Nature* e disponíveis em: https://www.nature.com/articles/d41586-020-03248-7

não havia nenhum imunizante registrado com essa plataforma. Além da tecnologia, as duas empresas tinham em comum a boa comunicação de seus dados, reproduzidos e festejados pela imprensa em todo o mundo.

Nossos resultados chegariam sete dias depois dos da Moderna, em 23 de novembro. A semana anterior foi de tensão e correria. Ainda me lembro das reuniões até às três da manhã do Brasil — ou seis da manhã em Oxford. Ninguém estava dormindo direito. Numa das reuniões on-line, Andrew Pollard olhou para um membro da universidade britânica e disse: "Parece que você dormiu aqui." E a resposta foi: "O senhor quase acertou. Eu fiquei aqui, mas não dormi." Enquanto a análise era feita, novos documentos eram solicitados, e o chefe da pesquisa de Oxford me acionava com dezenas de pedidos urgentes todos os dias. Isso porque os dados que formariam o relatório interino vinham do Reino Unido e do Brasil. A pesquisa na África não tinha deslanchado e não colaboraria para a análise de eficácia. Por isso mesmo, Andrew chamava nosso imunizante de "a vacina de Oxford-Brasil". Eu acordava às cinco ou seis da manhã e não desligava antes das três da manhã seguinte. Na sexta-feira anterior à divulgação era feriado no Brasil, Dia da Consciência Negra. Andrew me ligou e disse que faltavam alguns dados do centro do Rio. Era fim de tarde de uma sexta-feira de feriado. O pesquisador britânico não saberia o significado disso no Brasil e ele foi taxativo: "Você precisa resolver isso agora." Eu ligava sem parar para o Idor e, quando finalmente fui atendida, um funcionário respondeu calmamente: "Doutora, todo mundo já foi para casa." Eu mesma não sei quantos telefonemas dei na sequência para conseguir a informação que o chefe de Oxford pedia. Ele próprio ficou boquiaberto com a velocidade da resposta quando liguei de volta, dez minutos depois: "Como é que você conseguiu?" Nós dois rimos. Era o remédio para aqueles dias angustiantes. Fechados os dados, abrimos, cada um num continente, as bebidas para brindar. Aquela seria uma longa madrugada, com a expectativa da chegada, a qualquer momento, do aviso do comitê de que os números estavam fechados.

Recebemos, enfim, o convite para uma reunião no domingo, à uma da tarde. Andrew já sabia dos dados antes, no sábado, e era ele o anfitrião do encontro virtual. A abertura foi feita por uma representante da AstraZeneca. Confesso que não prestei atenção ao que ela dizia. Mal conseguia ouvir, bloqueada pelo nervosismo. Foram meses de trabalho e, embora eu soubesse que possivelmente teríamos uma vacina eficaz, o percentual exato só viria com a abertura da análise interina. Quando Andrew começou a exibir os slides com os dados, meu corpo relaxou. A vacina era uma excelente ferramenta de saúde publica, evitava 100% dos casos de hospitalização, doença grave e, consequentemente, mortes. Era o que o mundo precisava para sair do caos em que vivíamos. Mas foram poucos os minutos sem tensão. Enquanto ele mostrava aquela série de números, eu antecipava um problema: qual é a estratégia regulatória e como vamos comunicar esses resultados?

No material exibido pelo chefe dos estudos naquela tarde de domingo,* eu via três percentuais diferentes — e a chance de confusão. O primeiro mostrava que, se aplicada meia dose, a eficácia era maior, chegava a 90%. Com as duas doses completas, inteiras, o percentual era menor, de 62% no Reino Unido e 64% no Brasil. O terceiro número era a média dos dois anteriores e resultava no que chamamos de eficácia global, de 70,4%. Eu comecei a pensar nas perguntas cujas respostas não estavam nos slides, como: Qual era a eficácia com uma só dose? Nossa vacina inicialmente tinha a estratégia de uma dose e mudamos de forma súbita devido a resultados muito positivos, mas parciais. Em um desenvolvimento clínico normal, teríamos explorado ambas as estratégias — com apenas uma ou com duas doses, além de diferentes intervalos e concentrações — para decidir. Mas não tinha nada de normal na situação que o mundo vivia, e queríamos produzir o mais rápido possível uma vacina segura e eficaz. Os resultados preliminares se referiam a testes em 24 mil voluntários recrutados em três países: Brasil, Reino Unido e África do Sul. Mas os dados usados na análise interina de eficácia eram de um corte de 11.636 participantes — 7.548 do Reino Unido e 4.088 do Brasil. Ou seja, foram os participantes e pesquisadores britânicos e brasileiros que provaram a eficácia da vacina.

Na reunião de domingo, ao ver aquela enxurrada de dados e já um tanto escaldada que estava com os problemas de

---

* Os resultados na íntegra podem ser vistos em: https://www.ox.ac.uk/news/2020-11-23-oxford-university-breakthrough-global-covid-19-vaccine#

comunicação da AstraZeneca, comentei que deveríamos diferenciar a estratégia regulatória, que seria definida mediante os resultados da análise interina, e a publicação científica, que já estava pronta, só esperando os números finais para ser submetida à revista *Lancet*. Certamente, a empresa deveria se pronunciar, fazer um *press release* para os jornalistas, mas isso deveria ser pensado estrategicamente. O anúncio de dados interinos não é comum em vacinas. Por isso, cautela e uma mensagem clara e objetiva deveriam ser os focos do time de comunicação. Quando vi o texto, reiterei: "Vamos pensar melhor. Está confuso." Fui voto vencido. Na segunda-feira, dia 23 de novembro de 2020, num primeiro momento, os jornais usaram a informação dos 90% de eficácia. Mas esse era o percentual referente à meia dose, que não o era objeto do registro, e não tardou para que surgisse a pergunta: Por que meia dose? No mesmo dia, em entrevista à agência Reuters, Mene Pangalos, vice-presidente executivo de biofarmacêuticos da AstraZeneca, disse que a meia dose foi uma "feliz coincidência" e, depois, afirmou: "Sim, foi um erro."

Não, não foi um erro. E também não era uma feliz coincidência. Houve uma diferença na produção da vacina que, antes, nos testes iniciais, era fabricada no Reino Unido e, depois, passou a ser produzida por uma empresa italiana. Notou-se que o número de partículas virais por dose num determinado lote era menor. Avisamos às agências regulatórias do Reino Unido e do Brasil sobre a diferença de dosagem e decidimos, em conjunto com essas agências, manter no estudo o grupo — só de voluntários britânicos — que havia recebido a meia dose. Era uma forma de explorar um regime e uma concentração diferentes de doses, algo que se faz em pesquisa, parte normal do desenvolvimento de uma vacina em fase 2. Foi uma decisão consciente, com recomendação, aval e acompanhamento das agências envolvidas. Mas a diferença da eficácia da vacina no grupo que havia tomado meia dose seguida de uma dose de reforço e do grupo que recebera as duas doses padrão era, de fato, "intrigante", como definiu Andrew Pollard à imprensa. Ele próprio completou: "Para entender, mais estudos serão necessários."

No mesmo dia em que os jornais discutiam os números de eficácia, eu apresentava os dados para a Anvisa em uma reunião extraordinária. Em seguida, também apresentei os dados à Fiocruz e, por fim, a representantes da AstraZeneca no Brasil. Ainda nesse dia, o Ministério da Saúde pediu uma reunião na qual estariam membros do Programa Nacional de Imunizações e do setor de vigilância epidemiológica, além de profissionais da Anvisa, da AstraZeneca e da Fiocruz. A primeira pergunta da Anvisa e do ministério foi justamente sobre o porquê de termos três percentuais diferentes e, em seguida, perguntaram sobre as doses. Eles já faziam os cálculos para a vacinação em massa — com aplicação de meia dose, o volume de imunizante disponível dobrava. Expliquei, no entanto, que a estratégia regulatória da AstraZeneca era manter o esquema proposto de duas doses inteiras. E fiz questão de mencionar o fato de que o regime de doses estava sendo explorado com mais detalhes e que por isso a análise de dados sobre a eficácia de uma dose e sobre os diferentes intervalos estava ainda em andamento. Repeti a explicação para os financiadores do projeto, a Fundação Lemann e a Rede D'Or.

Entre as líderes da corrida, nossa vacina era a de mais baixo custo — custava menos que um cappuccino, como anunciou um tabloide britânico, com a manchete "Tome um vacaccino!". Se uma dose da Pfizer sai por cerca de 20 dólares, a fórmula de Oxford custa pouco mais de 3 dólares a dose. Mais tarde um tabloide italiano faria o comentário: "A vacina da paz para os países pobres, Oxford/AstraZeneca merece o Prêmio Nobel." Isso porque, além do preço, havia vantagens também nas condições de transporte e armazenamento. Na ocasião do registro, as vacinas que usam o RNA mensageiro, da Pfizer e da Moderna, precisavam ser acondicionadas em freezers especiais, de até -70°C. A de Oxford podia ficar em geladeiras normais, com temperatura entre 2 e 8°C. E todo posto de saúde tem uma geladeira, ou seja, nossa vacina poderia ir para qualquer canto do mundo, para o Quênia, para o Nepal e, num país extenso como o Brasil, poderia ser distribuída do Oiapoque ao Chuí. Tivemos sempre em vista a missão de produzir uma vacina universal, de alcance global. Aliás, como parte do acordo assinado entre a AstraZeneca e Oxford, a farmacêutica ficou obrigada a vender o produto sem margem de lucro durante a pandemia.

Assim que divulgamos os resultados interinos, intensificamos o trabalho em outra frente — a do registro para uso emergencial da vacina junto à Anvisa. Àquela altura, éramos a quarta do mundo a apresentar dados de eficácia, ao lado de Pfizer, Moderna e da russa Sputnik, muito criticada pela fala de transparência de seus estudos, e éramos a única a ter um acordo com o governo brasileiro. Em junho de 2020, tão logo iniciamos os testes no Brasil, o Ministério da Saúde anunciou que faria a compra de doses da vacina de Oxford em duas etapas. A primeira previa a produção de 30,4 milhões de doses ao custo de 127 milhões de dólares. Para isso, a AstraZeneca teria de enviar ao Brasil o ingrediente farmacêutico ativo (IFA) em duas "parcelas" — metade em dezembro, metade em janeiro — para que a Fiocruz finalizasse aqui o produto. O acordo é o que chamamos de transferência tecnológica, o que permite, ao fim do processo, que a produção seja totalmente feita em solo brasileiro. Numa segunda etapa, a Fiocruz, de posse da tecnologia, poderia produzir sozinha mais 70 milhões de doses. Em dezembro, no entanto, o ingrediente ativo ainda não havia chegado ao país — e todo o acordo acabou atrasado, numa novela que se estenderia até o fim de janeiro de 2021 e que só foi resolvida por causa dos esforços em paralelo que não faziam parte do acordo. As doses foram compradas pela Fiocruz da fábrica na Índia. Nesse meio-tempo, cogitou-se buscar doses prontas, mas a AstraZeneca alegou não ter o produto finalizado para vender. Sua produção estava comprometida com outros países. E o ingrediente para a vacina, por sua vez, estava preso na China, onde é produzido, por problemas com a documentação para a exportação.

Nossa análise interina de eficácia foi publicada ainda em dezembro de 2020, na revista *Lancet*.[*] Fomos os pri-

---

[*] https://www.thelancet.com/journals/lancet/article/PIIS0140-6736(20)32661-1/fulltext

meiros a publicar um artigo científico — com a revisão de pares, algo da maior importância para atestar a credibilidade do estudo — sobre a terceira e última fase de testes de uma vacina para o coronavírus. O trabalho esmiúça os dados que haviam sido apresentados à imprensa em novembro, com informações detalhadas sobre as reações adversas, a meia dose, o perfil de idade e gênero de nossos recrutados, entre outras minúcias que confirmam o rigor com que conduzimos os estudos para a elaboração daquela análise interina. Ali, já se mostrava algo sobre a eficácia com uma dose e com os diferentes intervalos, mas ainda de forma tímida, uma vez que precisávamos da análise mais detalhada.

O artigo era um marco na história do desenvolvimento de vacinas durante a pandemia, e o que tínhamos para provar (a vacina) estava provado. Nossos esforços mostraram que, sim, tínhamos uma fórmula eficaz, segura e, tão importante quanto isso, barata e de fácil distribuição. Faltava agora conseguir o registro emergencial e, para isso, os pacotes de dados seguiam em submissão para a agência regulatória do Reino Unido e para Anvisa.

A Pfizer foi a primeira do mundo com autorização para uso, e isso em solo britânico. O MHRA, órgão regulatório do Reino Unido, aprovou a vacina da farmacêutica americana em 2 de dezembro de 2020 e, seis dias depois, coincidentemente quando publicamos nosso artigo na revista *Lancet*, uma idosa inglesa de 90 anos foi a primeira do mundo a receber uma vacina para a covid-19. Quando li a notícia na internet, mandei uma mensagem para Andrew

Pollard: "A pergunta que não quer calar: você vai se vacinar?" Ele respondeu no ato: "Não, estou esperando a Chadox."

O chefe do estudo de Oxford veria sua vacina ser aprovada no Reino Unido no penúltimo dia do ano de 2020. No Brasil, a submissão do estudo seguia a passos largos, e esperávamos uma revisão rápida da Anvisa. Estávamos, então, no último trecho da corrida.

CAPÍTULO 8

# O PAPEL CRUCIAL DAS MULHERES

*As mulheres trabalham muito, mas são invisíveis. Penso que isso traduz um pouco do que sinto e vejo pelo mundo. Sempre tive que trabalhar o dobro para ter visibilidade. Ser uma mulher latino-americana e trabalhar na Europa, nos Estados Unidos e na Ásia foi e ainda é uma tarefa árdua. Nunca pensei numa competição entre homem e mulher, mas as dificuldades me levaram a reconhecer a situação e identificar estratégias para ter sucesso. Mais recentemente, na Europa, as empresas foram obrigadas por lei a ter um número representativo de mulheres em seus comitês de liderança ou em cargos executivos. É o chamado* gender balance *(ou equilíbrio de gêneros), algo que deveria ser lei em todo o mundo para que a liderança feminina pudesse ser notada e reconhecida. Vivemos no anonimato e produzimos com a mesma qualidade que homens. No entanto, temos que nos dedicar muito mais.*

EM TRINTA ANOS DE PESQUISAS clínicas de vacinas, estive cercada por mulheres. Elas estão desde as bancadas dos laboratórios, desenvolvendo as fórmulas, até a outra ponta, nos centros de testes, onde a presença feminina é normalmente dominante, embora os investigadores principais sejam quase sempre homens. Apesar de serem maioria, tenho a impressão de que as mulheres eram invisíveis até a corrida pela vacina para a covid-19. No primeiro ano de pandemia, em 2020, começaram a surgir histórias sobre a presença relevante de mulheres nas pesquisas. O Globo, Veja e, principalmente, o Estadão publicaram cadernos sobre a liderança feminina nas vacinas e nas pesquisas no Brasil e, o mais importante, todos escritos por mulheres: Audrey Furlanetto, Giulia Vidale e Fabiana Cambricoli, respectivamente. Era como se, de repente, nós tivéssemos surgido nos laboratórios, nas universidades, na indústria, em suma, na ciência.

Sarah Gilbert — a cientista que desenvolveu a fórmula de Oxford, uma espécie de mãe biológica da vacina — é pesquisadora nessa área há mais de vinte anos. Trabalhou, por exemplo, no desenvolvimento de imunizantes para o ebola e para a síndrome respiratória do Oriente Médio, a MERS. Como mencionei antes, foi essa pesquisa que deixou Oxford à frente na corrida pela vacina para a covid-19, tendo iniciado os testes pelo menos oito semanas antes das outras produtoras. Também causada por um coronavírus, a MERS vinha sendo estudada pelo time de Sarah Gilbert desde 2019. Em janeiro de 2020, com o código genético do SARS-CoV-2 sequenciado em Oxford por Teresa Lambe, o grupo apenas adaptou a plataforma para o novo antígeno. Até então desconhecido fora de seu país, o trabalho da cientista ganhou notoriedade na pandemia.

Foram incontáveis os encontros virtuais com Sarah Gilbert nas reuniões com a equipe de Oxford. Ela costuma ser discreta, pouco fala, e eu soube mais sobre sua vida pessoal pelas entrevistas que saíram na imprensa do que pelas conversas que tivemos ao longo do estudo. Ao jornal *Financial Times*, por exemplo, ela contou que teve trigêmeos em 1998 e que o marido deixou o trabalho logo após o nascimento dos filhos porque o casal não podia bancar o custo de uma creche, e ela ganhava mais que ele. Quando lhe perguntaram sobre seu papel de mulher cientista como modelo para garotas, ela respondeu: "Para ser honesta, eu fico muito desapontada com isso de precisar ser um modelo, pois estamos em 2020. Por que ainda discutimos sobre mulheres cientistas? Não sou uma mulher cientista, eu sou uma cientista, mais da metade dos meus colegas é mulher, e nós fazemos nosso trabalho."

Longe da bancada de Sarah Gilbert, mas também na liderança do grupo da vacina de Oxford, está Parvinder Aley. Diretora de operações, ela coordena a logística do estudo nos dezenove centros de testes do Reino Unido e também oferece suporte aos centros de outros países, nos estudos internacionais patrocinados pela Universidade de Oxford no Brasil, na África do Sul e no Quênia. Também há os estudos da vacina de Oxford patrocinados pela AstraZeneca, como nos Estados Unidos ou no Chile, mas, nesses casos, o time responsável é outro. Parv, como todos a chamam, é muito objetiva e acelerada. Não por acaso, nós duas nos tornamos próximas ao longo da pesquisa. Penso que essa aproximação foi crucial para os estudos no Brasil, pois precisávamos de apoio incondicional para a condução do trabalho, uma vez que os centros aqui recrutavam em maior velocidade. Parv tem mais de quinze anos de experiência no que faz — boa parte desse tempo em Oxford. Quando teve gêmeas, hoje com 10 anos de idade, tirou seis meses de licença para cuidar das filhas, e o marido também. Ela diz que quando ouvia das outras mães comentários do tipo "Quero ver se ele vai conseguir cuidar de criança", pensava "Mas não é cuidar de criança, é cuidar das próprias filhas!", e reforça o quanto é prejudicial a concepção de que um homem que cuida das filhas está ajudando a mulher, e não simplesmente cumprindo o papel de pai.

Parv teve a terceira filha e seguiu o trabalho — o marido continuou em *home office* e cuidando das crianças. Ela sabe que vive uma situação atípica, que não é uma comparação justa com a maioria das mulheres, que não têm esse apoio dos parceiros. É como olhar para uma modelo na revista e pensar: Olha que bonito e que distante. "Se eu tivesse que pegar as crianças na escola todos os dias, será que eu conseguiria alcançar o que alcancei?", ela diz.

Ao longo de 2020, quando os testes estavam em andamento no Reino Unido e no Brasil, Parv acordava antes das cinco da manhã e voltava para casa às oito da noite. Depois do jantar, seguia para o computador e só terminava de zerar a caixa de e-mails por volta da meia-noite. Essa se tornou a rotina para os pesquisadores do estudo, que na percepção de Parv são em boa parte mulheres — talvez porque a pediatria, muito ligada à vacinação, já tenha também muito mais mulheres do que homens.

Fiquei com Parv inúmeras vezes em reuniões madrugada afora, especialmente quando estávamos para provar a eficácia da vacina. Tínhamos que validar os dados e conferir tudo impecavelmente para apresentar às autoridades regulatórias. Parv era a última pessoa com quem eu falava antes de dormir, e a primeira ao acordar, ainda sob os lençóis — competindo com nosso chefe, Andrew Pollard. Ele, por diversas vezes, tentava falar comigo e com ela e não conseguia. Então, ia até a sala de Parv e nos flagrava em reunião. Dizia, brincando: "Já sabia que vocês estavam juntas. Então com certeza o problema será resolvido."

Num passeio pelos centros de testes do Brasil ao longo de todo o estudo, era notória a presença maior de mulheres — e eu as escolhi para comandar as pesquisas. Dos seis centros brasileiros (São Paulo, Rio de Janeiro, Salvador, Natal, Porto Alegre e Santa Maria), quatro tinham mulheres como investigadoras-chefes. Os testes foram iniciados com dois centros e logo abrimos um terceiro, todos com liderança feminina. Quando decidimos incluir 10 mil voluntários, foram convocados três novos centros — desses, um era liderado por uma mulher.

Lily Yin Weckx foi a primeira com quem entrei em contato, logo no início de toda a empreitada, uma peça fundamental para que os ensaios começassem rapidamente no país, líder do centro de São Paulo. Lily, ao lado de Calil Farhat, um dos grandes pediatras do Brasil, tinha sido coorientadora da minha tese de doutorado na Unifesp. A partir de então, sempre estivemos em contato. Convidei Lily e sua equipe para muitas pesquisas clínicas e também para participar de comitês científicos de pesquisas sob minha supervisão na Fundação Bill e Melinda Gates. E Lily dá aulas no curso de mestrado em vacinas da Universidade de Siena. Estabelecemos uma parceria científica entre o serviço que ela dirige (o Crie, Centro de Referência para Imunobiológicos Especiais, em São Paulo) e o Instituto de Saúde Global em Siena.

Lily nasceu na China, em 1950. Os pais decidiram deixar o país pouco depois da Revolução Chinesa. Vieram para o Brasil com os cinco filhos rumo a uma tecelagem em Anápolis, no estado de Goiás. Lá, um tio do clã Weckx já havia se estabelecido e ajudaria a família a se adaptar. "Em busca de melhores condições de estudos para os filhos", como ela conta, os pais de Lily migraram para São Paulo. Ela foi matriculada no Colégio Bandeirantes e, ainda no ginásio, tomou gosto por biologia. Em 1968, entrou para a Escola Paulista de Medicina, na Unifesp, e nunca mais saiu.

O time de Lily em nosso estudo é maciçamente formado por mulheres. Da recepção à aplicação da vacina, passando pelo atendimento nos consultórios do centro de pesquisas, são poucos os homens no estudo. A infectopediatra Mariana Silveira, vizinha de sala de Lily Weckx, costuma destacar o traquejo feminino para driblar os problemas como um dos recursos que permitiu que a pesquisa se realizasse tão rápido. Se na Bahia, por exemplo, foi uma mulher quem teve a ideia de trocar o dinheiro do transporte dos voluntários na barraca de acarajé, em São Paulo, foi de Mariana a solução para aumentar o recrutamento de idosos. Sabendo que precisava comunicar o convite onde eles estavam, ela teve a ideia de ir a uma igreja próxima do centro, na missa de domingo, e pedir ao padre que anunciasse o estudo.

Ana Verena Almeida Mendes, pesquisadora-chefe do estudo na Bahia, chama esse tal traquejo de "atenção dispersa, a capacidade de ver tudo que está acontecendo ao mesmo tempo". Foi assim que a diretora do Hospital São Rafael, que ancorou os testes em Salvador, antecipou e driblou problemas que a maioria dos hospitais do país enfrentaram no início da pandemia. Era ainda janeiro de 2020, e Ana Verena estava de férias, mas vez ou outra espiava as notícias sobre o vírus que começava a se disseminar pelo mundo a partir da China. Quando voltou ao trabalho, acionou a direção da Rede D'Or. Queria apresentar um plano de preparação para a pandemia, quando ainda mal se falava sobre o assunto. No dia 2 de fevereiro de 2020, fez a primeira reunião com os chefes e sugeriu a criação de uma câmara técnica para a covid-19.

O Brasil ainda não havia confirmado o primeiro caso da doença, e Ana Verena já tinha treinado toda a equipe da recepção para que os funcionários incluíssem em suas perguntas questões sobre viagens internacionais recentes e sintomas de doenças respiratórias. Quando o São Rafael recebeu o primeiro paciente infectado com o novo coronavírus, logo depois do Carnaval, ele foi direto para uma ala especial, sem contato com outros setores. Os médicos e a equipe de enfermagem do hospital, conta a infectologista, estavam assustados, e ela tomou para si o caso. "Eu precisava dar o exemplo."

De uma família de agrônomos, Ana Verena cresceu no Recôncavo Baiano e deixou a pequena cidade de Cruz das Almas aos 17 anos para cursar medicina em Salvador. Fez sua trajetória na capital e, quando estava prestes a se formar, estourava em todo o mundo a epidemia da AIDS. Por isso a opção pela infectologia — a oportunidade de trabalhar com uma doença que era, então, relativamente nova. Ela deixou Salvador para trabalhar no Hospital do Servidor Público Estadual, em São Paulo. Fez mestrado e doutorado em imunologia pela USP. Foi quando teve a primeira filha e precisou decidir se ficava em São Paulo ou voltava para a Bahia. Voltou e começou a trabalhar na área de transplantes, visando um novo cenário na carreira.

Em 2008, foi convidada a trabalhar no São Rafael, à época beneficente e ligado a uma fundação de Milão. Em quatro anos, conseguiu elevar o hospital de Salvador ao nível máximo de excelência em controle de infecção hospitalar. Foi quando a fundação da Itália resolveu ajudar países da África a reformular instituições de saúde devastadas por epidemias e conflitos civis. Procuravam um infectologista que falasse português para trabalhar num braço filantrópico do hospital em Moçambique, a fim de implantar lá o mesmo controle de infecção hospitalar que ela implementara no São Rafael. A princípio, Ana Verena ficaria por quinze dias, mas acabou ficando dois meses.

Ela conta que, na periferia de Maputo, capital moçambicana, aprendeu a "fazer medicina com o mínimo". A estrutura era precária, a saúde havia colapsado após um surto de ebola e, em seguida, um de tuberculose. Em seminários ao ar livre, sem computadores ou telas, ela ensinava noções básicas de higiene, como a forma correta de lavar as mãos. Em uma das iniciativas, instalaram recipientes com álcool líquido e glicerina no hospital, e passados alguns dias viam-se pacientes caídos no chão dos corredores — eles bebiam o álcool glicerinado, que tinha o cheiro muito parecido com o da cachaça local. O jeito foi retirar os recipientes de álcool e instalar pias para higiene das mãos com água e sabão.

Quando veio a pandemia do coronavírus, ela se valeu da experiência de "fazer medicina com o mínimo". Sabendo que os equipamentos de proteção individual viriam a faltar, reuniu-se com funcionárias do hospital para pensar em formas de reutilização segura das máscaras n95. "Não chegou a faltar nada, mas tivemos que mandar fazer avental em cada costureira da cidade. Era uma rede de mulheres trabalhando para garantir que estivéssemos protegidos", ela conta.

Foi também uma mulher a escolhida para liderar o estudo da vacina no Rio. Ana Maria Pittella, hepatologista da Rede D'Or há mais de vinte anos, foi minha professora no último ano de faculdade. Mais tarde, ela seria médica da minha família. Quando a procurei para a pesquisa no Instituto D'Or do Rio, ela respondeu: "Não sei se dou conta de um trabalho tão importante. Estou isolada na minha fazenda, não sei se consigo enfrentar esse desafio." Estávamos no que pensávamos ser, naquela época, o auge da pandemia. Ana tem uma agenda muito cheia, mas estava afastada fisicamente do trabalho, atuando de forma 100% on-line. Até o início da pandemia, ela trabalhava cerca de doze horas por dia. Chefe de clínica no Quinta D'Or, também comandava o internato da Unigranrio no mesmo hospital, além do atendimento quase diário em consultório particular. Ela acha graça quando se lembra do que me disse: "Nada. Na minha vida não cabe mais nada. Sabe o que é nada?" Não adiantou. Eu insisti, e Ana Pittella acabou por assumir o cargo de investigadora-chefe no Rio.

Sua equipe também é majoritariamente formada por mulheres. São cerca de setenta pessoas, entre médicos e pesquisadores. E ela conta que, em 42 anos de formada, esse foi seu maior desafio. Já tinha trabalhado com estudos das vacinas de hepatite A e B, mas toma o estudo atual como muito mais rico, por ter sido feito durante a pandemia — muito diferente de uma pesquisa com prazo de dois anos para terminar. Ela destaca a pressão do prazo, que não significa correr para trair a qualidade, nem atropelar os níveis de segurança, mas trazer dados realmente verdadeiros em ritmo acelerado. E, nesse sentido, diz perceber a diferença do trabalho das mulheres, que conseguem ser rápidas e criteriosas ao mesmo tempo.

Para montar o centro de pesquisa de Natal, já na segunda etapa dos testes no Brasil — em meados de setembro, quando a meta de recrutamento dobrou —, fui até outra mulher. Eveline Pipolo Milan, então com 53 anos, ergueu sua clínica de testes, a CePCLIN, em 2009, com o sócio Cleber Luz, infectologista como ela. À época, os colegas receberam uma proposta da gigante francesa Sanofi Pasteur para testar uma vacina contra a dengue. Ela havia trabalhado muito pouco em pesquisa clínica, durante o mestrado e o doutorado, mas sempre teve muito interesse no assunto. Quando receberam da Sanofi a proposta para recrutar oitocentos participantes, não sabiam quase nada sobre pesquisa clínica, ela hoje se diverte ao lembrar. Os dois começaram então a estruturar o centro que, em nosso estudo, acabou por recrutar 1.523 voluntários em pouco mais de um mês — acima da meta inicial para a capital do Rio Grande do Norte, que era de mil participantes.

Quando a procuramos, pedimos que preparasse o centro em três semanas. Eu me identifiquei muito com Eveline já no primeiro contato. Ela é uma mulher de fibra, acelerada, decidida, não há obstáculo que a intimide. Naquele momento, tive a certeza de que Natal seria um centro-chave para o recrutamento. Depois, ela contou que eles já estavam organizando a infraestrutura para receber o estudo da vacina da Janssen, mas que a pesquisa de Oxford era seu sonho, pela visibilidade e, sobretudo, por ser a mais promissora das candidatas. Em três semanas, Eveline e o sócio alugaram duas casas na mesma rua da sede da CePCLIN. Assim, conseguiram manter ao mesmo tempo os testes de duas vacinas para a covid-19 e ainda seguir a pesquisa para uma outra vacina, contra a dengue. Eveline e seu time foram uma grata surpresa ao longo do estudo. Ela se diz centralizadora e tenta se policiar para diminuir isso, especialmente porque tem uma filha de 14 anos e, como ela mesma diz, "ser mãe não é algo que se possa 'pausar' em nome do trabalho".

Um dilema que Nísia Trindade Lima vivenciou ainda jovem, quando começou a sólida carreira acadêmica que a levou ao posto de presidente da Fiocruz. Aos 23 anos, teve o primeiro filho. Não interrompeu a carreira, mas tinha amparo familiar para dar conta da tarefa, e ressalta falta no Brasil política pública adequada de creches para que as mulheres possam manter sua carreira. Assim como Parvinder Aley, em Oxford, Nísia tinha uma estrutura que a permitiu trabalhar, estudar, ter um filho e depois outro. Mesmo assim, ela demorou, por exemplo, para conseguir terminar e defender sua dissertação de mestrado.

Mestre em ciência política e doutora em sociologia, Nísia está na Fiocruz desde o final dos anos 1980. Em 2020, cumpria seu primeiro mandato como presidente da fundação. Sua atuação durante a pandemia foi considerada excepcional e, em fevereiro de 2021, ela foi nomeada para um segundo mandato de quatro anos. Em sua trajetória, diz ter visto crescer, na instituição de pesquisa, o número de mulheres, que, segundo ela, são maioria em quase todas as categorias profissionais da Fiocruz — entre pesquisadores, técnicos de laboratório e de saúde, informação, entre outras áreas. A liderança feminina é clara nos nossos núcleos de pesquisa, e ela enumera aí os da zika e da própria covid-19. Mesmo assim, se observarmos os cargos de gestão, principalmente de direção de institutos, veremos que apenas um terço desses cargos, na composição do nosso conselho, é ocupado por mulheres. "Há uma defasagem na alta gestão", ela diz, e mantém o olhar crítico quando se trata de celebrar a evolução da presença de mulheres na ciência. Evolução pressupõe um ritmo. Ter mais duas mulheres em cargos de gestão em um ano, por exemplo, não é algo que ela trate como relevante. Não importa apenas aumentar a presença, mas também olhar para o ritmo em que isso acontece. Sua posição quanto à política de gêneros é de que não basta uma evolução lenta — é preciso um ritmo de reconhecimento muito mais rápido, que demanda políticas públicas, e não apenas movimentos individuais. A verdade é que as mulheres, no período em que cuidam dos filhos, têm um baque na análise de sua produção. É preciso criar formas de compensar isso.

Em sua compreensão ampla da sociedade, Nísia incorporou a preocupação com saúde pública e foi central nas discussões para que a Fiocruz fechasse o acordo de encomenda tecnológica da vacina de Oxford. Ainda em abril de 2020, quando era dada a largada na corrida por um imunizante para a covid-19, ela reuniu sua equipe para a prospecção de candidatas e nos contou que a fundação foi estabelecendo acordos preliminares, cartas de intenção com vários laboratórios, e acabou definindo, num movimento convergente com a área de ciência e tecnologia do Ministério da Saúde, que o melhor caminho seria o da encomenda tecnológica de Oxford.

A princípio, diz ela, houve de fato uma aposta na vacina. Porém, embora ela fosse a mais promissora no início da corrida, segundo a OMS, estava distante de ter a eficácia comprovada. No fim, contou para a escolha, por exemplo, a qualidade do diálogo que se estabeleceu com Oxford e, principalmente, a possibilidade de incorporação da tecnologia, visto que a Fiocruz é um centro de desenvolvimento tecnológico. Ou seja, não há necessidade de a instituição comprar vacinas, porque pode desenvolver internamente a tecnologia e também produzir. Outro fator importante teria sido a facilidade de adequar a vacina ao sistema de saúde brasileiro, pelas condições de armazenamento e transporte, além do custo reduzido, já que havia o compromisso de não se vender com lucro durante a pandemia.

Nísia e eu estreitamos os laços ao longo das negociações, mas já nos conhecíamos. Em 2011, com a andamento do projeto do curso de mestrado da Universidade de Siena, eu tinha ido até ela e a Fiocruz para apresentar a ideia de uma pós-graduação na área. Como ela diz, por "incompatibilidade de agendas" naquela época, a proposta não foi adiante. Quase dez anos depois, me peguei outra vez em longas conversas com Nísia. Participei de reuniões do comitê científico da Fiocruz, esclarecendo informações sobre a vacina de Oxford, sobre os estudos no Brasil e no mundo, bem como sobre as estratégias de registro. Nísia e eu nos tornamos grandes aliadas no objetivo de trazer a vacina ao país e salvar vidas. Minha identificação com Nísia se deu em grande parte pelo nosso pensamento sobre saúde pública. As conversas sempre foram muito agradáveis, assim como as batalhas que enfrentamos, por vezes sem vislumbrar horizontes claros de sucesso. Estávamos sempre disponíveis e não raro me dei conta de que telefonava para Nísia depois da meia-noite, para ser avisada por ela do adiantado da hora.

Outra companheira de longas conversas, angústias e sucessos — e minha melhor interlocutora na AstraZeneca Global — é Tonya Villafana. A conversa com Tonya fluía fácil, ela entendia de desenvolvimento clínico internacional, comunicação e estratégias regulatórias, entre outros assuntos. Compreendia a necessidade de celeridade na logística da pesquisa e me deu todo o apoio financeiro e de recursos humanos de que eu precisava para o sucesso do estudo no Brasil. Tonya assumiu o cargo de vice-presidente global da farmacêutica em julho de 2020, em plena pandemia. Mestre em saúde pública pela Universidade Harvard, ela diz que tem visto as mulheres como essenciais no desenvolvimento de vacinas para a covid-19 — muitas já eram líderes em agências governamentais, empresas biofarmacêuticas, instituições acadêmicas e ONGs globais ou atuavam como investigadoras nos centros de testes clínicos, e se tornaram ainda mais visíveis diante da urgência da situação.

Foi Tonya quem nos impôs indiretamente o desafio de terminar o recrutamento dos 10 mil voluntários em meados de novembro de 2020. Apesar de todos os obstáculos, incluindo a falta de vacina por atrasos na produção e pelos voos escassos, conseguimos incluir os três novos centros na empreitada, preparados com o financiamento da Fundação Bill e Melinda Gates. Batemos nosso próprio recorde de recrutamento — em seis centros, foram 5.330 voluntários em 39 dias. Um feito histórico em pesquisa clínica, graças à generosidade dos participantes brasileiros e dos grupos de pesquisa. Às dez da noite do dia 30 de outubro de 2020, vacinamos o voluntário número 10 mil. Avisei a Tonya imediatamente, e ela, que há dezoito anos trabalha no desenvolvimento de vacinas, elogiou a habilidade do time brasileiro: "Fiquei impressionada com a energia e a capacidade de superar obstáculos para fazer as coisas acontecerem. A equipe no Brasil tinha uma atitude de 'pode ser feito' que não tinha rival. Foi uma experiência de mudança de vida para todas nós." Com o estudo de Botucatu, ao saber da vacinação de mais 66 mil pessoas e da coleta de 100 toneladas de alimentos, ela escreveu: "Sue, mais uma vez, você é uma heroína! Fico maravilhada com as coisas que você faz." Fiquei emocionada, mas na verdade o esforço foi dos brasileiros, e principalmente de Botucatu.

No final de 2020, quando começamos a busca por doses diante da previsão de atraso na entrega do ingrediente para a produção no Brasil, eu me aproximei de outra mulher, dessa vez fora do rol de cientistas e pesquisadoras, num posto diplomático. Conheci a britânica Liz Davidson por intermédio de Andrew Pollard. Ele nos apresentou quando a Embaixada do Reino Unido se ofereceu para ajudar o Brasil na pesquisa clínica da vacina. Na época, nossa equipe vinha sendo assediada por diferentes grupos internacionais que requisitavam dados sobre a pesquisa, numa tentativa de revelar a eficácia da vacina antes do momento previsto.

Liz Davidson me foi apresentada como representante do governo britânico no Brasil. A primeira mulher a trabalhar como embaixadora do Reino Unido no Brasil em cem anos de existência da embaixada, ela ocupou o cargo no último semestre de 2020, como interina, permanecendo até fevereiro de 2021.

Tive várias reuniões com Liz, em que a atualizava sobre os estudos e sobre a vacina. Nós já estávamos próximas pelas conversas on-line e tentamos marcar encontros no final do ano, mas sempre surgia algo inesperado na agenda e tínhamos que adiar. Finalmente nos vimos no início de 2021, numa visita à área de produção da Fiocruz, com a comitiva do embaixador então recém-nomeado Peter Wilson. Na ocasião, eles foram apresentados ao centro de testes do Rio. Lá, conversamos com voluntários e com a equipe de profissionais do estudo. Conhecer pessoalmente os representantes da embaixada e ouvir um pouco da história de Liz foi enriquecedor.

Mãe de dois meninos — e com o marido à frente da rotina das crianças no dia a dia —, ela ouviu pela primeira vez que a fórmula de Oxford tinha sido desenvolvida por uma mulher quando brincava com eles em um parque em Londres. Ouviu um podcast em que Sarah Gilbert falava e sentiu um orgulho imenso de como ela era brilhante e se comunicava bem. Foi a primeira mulher que Liz notou no estudo da vacina. Depois, quando passou a trabalhar mais perto, nas negociações, percebeu que as pessoas com quem conversava eram mulheres. Para Liz Davidson, a presença feminina em altos cargos ainda é reflexo da luta dos movimentos feministas nos anos 1970. Ela destaca que foram décadas até que pudéssemos começar a usufruir dessas mudanças e, é claro, ainda há um longo caminho pela frente.

No meio diplomático, tradicionalmente os cargos são ocupados por homens, que são seguidos pelas mulheres e pelos filhos, elas sempre desempenhando um papel de apoio. É bem recente a experiência de ver o contrário: mulheres empossadas, como ela, e o marido as seguindo.

Os seis meses em que esteve como embaixadora no Brasil foram um período crucial nas discussões com a AstraZeneca e nas articulações com o governo da Índia. Liz conta que quando o governo brasileiro, em dezembro de 2020, pediu à AstraZeneca que fornecesse doses para que se iniciasse o Plano Nacional de Vacinação, ela falou com a farmacêutica, com a Fiocruz e também com colegas da embaixada de Nova Délhi. Ela gosta de dizer que seu trabalho foi o de "facilitadora", criando pontes entre os governos e os produtores da vacina. Naquele momento, a grande maioria das doses já estava comprometida com organizações internacionais, como a Covax, ou com governos, como o do Reino Unido e o dos Estados Unidos. Então, seria na verdade muito difícil responder positivamente ao pedido do Brasil, porque já havia muita pressão. A decisão de buscar na Índia foi uma escolha comercial — o Instituto Serum é o maior produtor mundial de vacinas e estava apto a atender o Brasil. Liz trabalhou intensamente para fechar a compra total de 14 milhões de doses da Índia.

## Capítulo 9

# A batalha até a chegada das vacinas

"Nós não temos doses para o Brasil." Era a terceira ou quarta vez que o vice-presidente executivo de biofarmacêuticos da AstraZeneca dizia aquela frase durante a reunião em dezembro de 2020. Era público que a indústria havia assinado acordos com 25 governos e alianças globais para a produção de 3 bilhões de doses — todas comprometidas com outros países. Apesar da negativa, o Brasil estava na lista dos que firmaram contrato com a AstraZeneca. Em agosto de 2020, o governo brasileiro anunciara 1,9 bilhão de reais para a compra de 100 milhões de doses da vacina de Oxford. Estávamos em dezembro, com a eficácia provada, mas não havia nem sinal da vacina no Brasil.

SEMANAS ANTES DE MENE PANGALOS, vice-presidente executivo de biofarmacêuticos da AstraZeneca, reafirmar a falta de vacinas, já se sabia que a escassez de imunizantes estava acontecendo no mundo todo e com as maiores potências da indústria. A Pfizer, por exemplo, havia atrasado sua entrega aos Estados Unidos, ao Reino Unido e à EMA, a agência de medicamentos europeia. A Moderna não ficava atrás. Nísia Trindade, eu e um time de pessoas, inclusive da AstraZeneca Brasil, procurávamos formas de trazer as vacinas. A presidente da Fiocruz já havia envolvido o Ministério da Saúde nas conversas, e todos buscavam contatos que pudessem agilizar e confirmar a entrega. O pior era não ter informações concretas sobre o que acontecia. A AstraZeneca não nos dava detalhes e se dizia de mãos atadas, pois não produzia a vacina. Sua metodologia de trabalho era interessante: a farmacêutica financiou parte do custo do desenvolvimento da vacina, detinha os direitos de licenciamento e comercialização, mas terceirizava a produção industrial. Firmava parcerias de produção com empresas de vários países, bem como contratos de compra com vários governos. As doses produzidas, portanto, já tinham endereço certo.

Conseguir doses tornou-se uma luta nossa, dos brasileiros. Eu me incluía nessa batalha e tinha ao meu lado parceiros como a Fundação Lemann e a Fundação Gates, entre outros, que se uniam para oferecer ajuda e contatos que pudessem facilitar o processo ou identificar obstáculos. O que sabíamos era que o envio do ingrediente farmacêutico ativo para a produção das doses estava atrasado. Eu mesma acionei representantes da Fundação Gates na China para ao menos tentar entender onde e por que nosso IFA estava parado.

Dez dias haviam se passado desde a publicação de nosso artigo sobre a eficácia da Chadox na revista *Lancet*. Os dados sobre a pesquisa eram públicos, haviam sido revisados por outros cientistas, e a AstraZeneca trabalhava na submissão dos pacotes regulatórios no Brasil e no Reino Unido — este, aliás, já se preparava para aprovar o uso do produto antes do final de 2020. Ao ver que teríamos de brigar por doses, o CEO da Fundação Lemann propôs a reunião de dezembro com o alto executivo da AstraZeneca. Ao longo dos testes no país, eu mantive uma relação próxima com a equipe de Jorge Paulo Lemann. Apresentava dados e compartilhava cada marco (e dificuldade) da pesquisa.

No dia 18 de dezembro de 2020, então, estávamos reunidos com Mene Pangalos. Assistimos à apresentação virtual da empresa com os números de seus acordos e ouvimos que a indústria não tinha doses prontas para o Brasil, mas que receberíamos o IFA, conforme o acordo divulgado e público. Ressaltamos que o IFA já estava atrasado, segundo informações também públicas, e que, a julgar pela falta de perspectiva, não desembarcaria tão cedo no país. Esclarecemos que se o material chegasse em fevereiro, a Fiocruz só terminaria a produção em março. "Não podemos esperar até março", o CEO da Fundação Lemann fez coro. Não fazia sentido, de fato, aprovar a vacina em dezembro de 2020 e ficar sem doses durante todo o primeiro trimestre de 2021. Por isso o acordo tinha sido feito garantindo entregas já no final de dezembro e se estendendo até o início de 2021.

Diante de nossos pedidos, Mene Pangalos ainda buscou soluções imediatas, mas devido a acordos já firmados voltou a repetir: "Não há o que fazer. Nós não temos doses prontas para entregar." Veio dele a sugestão de buscarmos contatos em outros países para solucionar o problema. Eu havia proposto pleitear as doses com os Estados Unidos. Afinal, o registro da vacina por lá ainda estava distante de acontecer. A resposta da AstraZeneca foi: "Negociem diretamente com o governo." E também nos disseram para fazer o mesmo com relação ao Instituto Serum, na Índia, e ao Reino Unido. Quando a reunião acabou, já tínhamos, Denis e eu, uma estratégia. Dividimos nosso plano com Nísia, que já estava em ação juntamente com o Ministério da Saúde. Eu tentaria os Estados Unidos e também usaria meus contatos na China, via Fundação Gates, para entender o atraso do IFA. A Fiocruz tentaria a OMS, o Reino Unido e a Índia, com a ajuda do governo brasileiro e da embaixada do Reino Unido. A Fundação Lemann iria conversar com empresários para levantar outros possíveis contatos nesses países.

Eu me propusera a conversar com os Estados Unidos porque conhecia o diretor da Operação Warp Speed, Moncef Slaoui. Ele dirigia a força-tarefa do governo americano criada ainda no início da pandemia, em maio de 2020, para apoiar seis projetos de vacinas em desenvolvimento. O governo de lá apostara em fórmulas com plataformas diferentes, para ampliar as chances de conseguir um imunizante com rapidez. Pfizer e Moderna estavam entre as patrocinadas por Washington, além de Janssen, Novavax, Sanofi e, por fim, AstraZeneca. A empresa recebeu 1 bilhão de dólares para produzir 300 milhões de doses para os Estados Unidos. O diretor da operação, Moncef Slaoui, tinha sido meu chefe na GSK, onde trabalhou por cerca de trinta anos. Quando mencionei a amizade com Slaoui, Mene Pangalos abriu um sorriso: "Isso é excelente!" Entretanto, não era o melhor momento, pois o país estava sob a tensão da transição dos governos Trump–Biden. Tentar negociar seria complexo. Era importante termos outra saída.

Quanto à Índia, todos nós tínhamos contatos no país. No meu caso, a referências eram não só pelos muitos anos de pesquisas na indústria farmacêutica, mas também pelo trabalho na Fundação Bill e Melinda Gates. Há décadas a entidade firma parcerias com a Índia para testar e produzir vacinas pediátricas, para doenças como pneumonia, cólera e rotavírus, entre outras. Um dos parceiros é o gigante Serum. Uma estimativa da própria Fundação Gates calcula que dois terços das crianças do mundo recebem ao menos uma dose de algum imunizante fabricado no Serum.

Ainda era maio de 2020 quando o laboratório indiano comprou a tecnologia da AstraZeneca e recebeu o material de Oxford para começar a produzir a vacina. Naquele momento, era uma aposta arriscada, mas um movimento que alguns desenvolvedores estavam fazendo: começar a trabalhar na produção em massa de uma fórmula muito antes de sua eficácia ser comprovada, quando ainda estava em testes clínicos. Com capacidade para produzir 1,5 bilhão de doses ao ano, o Serum embarcou na corrida pela vacina, e Adar Poonawalla, milionário indiano que herdou a empresa do pai, anunciou, em agosto de 2020, que dividiria a produção de seu laboratório entre a Índia e o restante do mundo. O governo de Narendra Modi disse, então, que não se oporia. Em entrevista ao *New York Times*, Poonawalla completou, em sinal de alerta: "Veja, a Índia ainda pode evocar algum tipo de emergência, se achar que é o caso."

Nísia, em paralelo, pleiteava uma reunião entre o CEO global da AstraZeneca, Pascal Soriot, e o ministro da Saúde, em uma tentativa de planejar quando o pedido de registro seria submetido e se teríamos doses. A conversa foi marcada para o dia 29 de dezembro de 2020. Todos já sabíamos que no dia seguinte, o penúltimo do ano, o Reino Unido anunciaria a aprovação do uso da vacina no país.

Nossos esforços para conseguir comprar as vacinas fabricadas na Índia prosseguiam, e avançavam os trabalhos de licenciamento no Brasil. Havia uma força-tarefa para completar as entregas de documentos à Anvisa e deixar engatilhado o pedido de registro. Mesmo sem as doses garantidas, a submissão de dados à agência, iniciada ainda em setembro, não foi interrompida. Em 21 de dezembro foi enviado o último pacote clínico, com mais de 20 mil páginas de informações sobre a imunogenicidade, a eficácia e a segurança da vacina. Com isso, estava tudo pronto para a solicitação de registro. Mas, antes, foi preciso fazer outro pedido à Anvisa.

Passados dez dias das negociações com a Índia, que envolveram os ministérios da Saúde e das Relações Exteriores, o laboratório indiano aceitou nos vender 2 milhões de doses da CoviShield, como foi batizada a vacina de Oxford fabricada no Instituto Serum. A resposta do laboratório veio no último dia do ano e, logo em seguida, a Fiocruz enviou à Anvisa um pedido de importação excepcional, já que a vacina ainda não havia sido aprovada para uso no Brasil. O fato de já termos apresentado todos os dados exigidos pela agência nos possibilitou a autorização para importar, sob uma condição: que o imunizante trazido da Índia ficasse sob a guarda da Fiocruz até que a Anvisa autorizasse seu uso no país. E isso teria impacto em nosso trabalho. A agência havia verificado e inspecionado a fábrica na China, de onde viria o IFA, e, por sorte, também já havia inspecionado em ocasião anterior o Instituto Serum, o que serviria para atestar a qualidade daquela fábrica e de sua produção. Ainda assim, tínhamos de passar à Anvisa toda a documentação necessária da fábrica e da manufatura da vacina indiana e comparativos com os dados da China — algo que mostra a seriedade da Anvisa ao avaliar os produtos e trazer com segurança uma vacina à população, independentemente de qualquer pressão.

Concedida sem alarde em 31 de dezembro de 2020, a autorização para a importação da Índia se tornou pública no dia 2 de janeiro de 2021, quando o assunto ganhou os jornais. A divulgação poderia fazer a Índia se sentir pressionada, o que a levaria a suspender o envio das doses. E foi o que aconteceu: a história foi maciçamente divulgada, e nossa vacina não chegou. Nessa situação, a imprensa não ajudou. Não entendeu as consequências da divulgação da informação. Chamou a atenção dos países vizinhos da Índia, que tinham um maior poder de barganha e acabaram contemplados antes de nós. Todos sabíamos que havia uma disputa internacional por doses e que o governo de Narendra Modi, tendo à frente o desafio da vacinação de mais de 1 bilhão de indianos, poderia se queixar da venda antecipada a outros países.

Eu estava exausta e frustrada. Passara as festas de fim de ano debruçada em reuniões, tentando criar pontes. Depois de dias de negociações, tinha sido anunciado o acordo em que o Brasil pagaria ao Serum quase o dobro do valor pela vacina: as doses sairiam por 5,25 dólares a unidade, e não pelos 3,16 dólares previstos no acordo entre o governo brasileiro e a AstraZeneca. Ao todo, o contrato com o Instituto Serum, da Índia, era de 59,4 milhões de reais, e mesmo essa nova solução parecia escorrer entre nossos dedos depois do recuo do fabricante. "Só podemos dar [as vacinas] ao governo da Índia neste momento", Adar Poonawalla, representando o Serum, viria a declarar à imprensa. A fala era um sinal de que nosso contrato estava suspenso. Teríamos de retomar as negociações mais tarde.

Foi Nísia quem me ligou e contou sobre a novela da Índia, que caiu como um balde de água fria. No dia seguinte estava previsto o início da vacinação no Reino Unido com a fórmula que havíamos conseguido comprovar. Aquele 4 de janeiro de 2021 seria para nós um dia histórico. Eu e todos os investigadores estávamos em uma ligação, comemorando, chorando de emoção. Poder salvar vidas com a vacinação e saber que nosso imunizante seria capaz de chegar a países em qualquer lugar do globo era um grande feito de saúde pública. Eu estava falando com Andrew Pollard, que esperava para ser vacinado, e pedi que guardasse para mim a caixa vazia. Ele me contou que a embalagem da primeira dose aplicada no país seria enviada a um museu em Oxford. Eu também trocava mensagens animadas com a assistente dele, sempre pleiteando uma caixa vazia, em tom de piada. Deveria ser um momento de comemoração e tranquilidade. Mas não — tranquilidade ainda não era uma opção.

A encomenda do Brasil de 2 milhões de doses era pequena diante da capacidade de produção do laboratório Serum, e a Fiocruz destacou isso para o nosso Ministério das Relações Exteriores. As autoridades brasileiras usaram da relação de proximidade entre os dois governos na negociação, e também do fato de o fabricante indiano ter feito acordos globais para o fornecimento da vacina. Finalmente, as conversas surtiram efeito. Se no domingo Adar Poonawalla havia recuado, na terça-feira ele iria outra vez à imprensa dizer que, sim, as exportações estavam autorizadas: "Estamos totalmente cientes da importância das vacinas para as pessoas e para os países. Portanto, comunicamos nossa promessa conjunta de fornecer acesso global a nossas vacinas contra a covid-19."[*]

Enquanto isso, em outra frente, o pedido para a Anvisa de autorização para uso emergencial daquela vacina avançava. A Fiocruz terminara de entregar os documentos exigidos pela agência na sexta-feira, dia 8 de janeiro. A instituição mantinha as duas ações correndo em paralelo: mandava os dados da CoviShield, fabricada pela Índia, e também seguia com a submissão para sua produção inicial, com o IFA da China.

---

[*] Da nota divulgada pelo Serum Institute em 5 de janeiro de 2021, disponível em: https://twitter.com/SerumInstIndia/status/1346385080151900160?s=20

A autorização emergencial, ao contrário do registro definitivo, é uma permissão de uso temporária, restrita a um momento excepcional de emergência sanitária, algo que não dá direito, por exemplo, à comercialização privada do produto. Esse tipo de autorização foi um mecanismo adotado pela Anvisa em dezembro de 2020 com o objetivo de agilizar o uso de imunizantes no país. Depois da entrega dos documentos, teríamos de esperar dez dias corridos para ter uma resposta.

No caso da vacina de Oxford, naquele momento a autorização foi pedida especificamente para as doses que viriam da Índia. A Anvisa exigia, entre os documentos, que apresentássemos estudos de comparabilidade entre a vacina do estudo clínico e a vacina indiana. A pressão naqueles dias se intensificou. A imprensa seguia minuto a minuto a entrega das documentações e a análise feita pelos técnicos do governo em um painel on-line, criado e atualizado pela Anvisa a cada passo dado em direção à conclusão. A cada pendência sanada ou a cada documento checado, a agência alterava o site. Na sexta-feira, dia 15 de janeiro, concluímos toda a entrega.

No mesmo dia, o governo anunciou que um avião fretado voaria rumo a Mumbai, na Índia, para trazer os 2 milhões de doses ao Brasil no dia seguinte. A estratégia estava alinhada com o andamento da aprovação. Se tudo desse certo, nós teríamos as doses aqui no sábado, para aplicar no domingo, assim que a Anvisa emitisse a autorização. Mas o plano não decolou. Com o anúncio da aeronave preparada para partir, o Instituto Serum, sob pressão do governo da Índia, outra vez recuou. Pediu paciência e disse que não poderia fornecer as doses de imediato. O então ministro das Relações Exteriores, Ernesto Araújo, telefonou ao chanceler indiano, Subrahmanyam Jaishankar, e fez um último apelo pela liberação da vacina. A resposta, porém, foi amarga. O governo de Narendra Modi informou que só liberaria "nos próximos dias", sem uma data exata, e pediu ao Brasil que não enviasse o avião. De novo, o primeiro-ministro indiano dizia que, antes da exportação, era preciso começar a vacinação em seu próprio país. O avião fretado pelo governo brasileiro ficou parado em Recife até segunda ordem — o que só aconteceria dias depois da aprovação emergencial pela Anvisa.

A audiência da agência sobre o uso emergencial começou numa manhã de domingo, dia 17 de janeiro de 2021, e se estendeu até o meio da tarde. Ponto a ponto, os técnicos apresentaram os detalhes dos documentos das duas vacinas e recomendaram a aprovação. Por fim, os cinco diretores votaram a favor. Mais de 20 mil pessoas acompanhavam on-line esse andamento, transmitido pelo YouTube. Às três e meia da tarde, a Anvisa aprovou, por unanimidade, o uso emergencial da vacina de Oxford e da CoronaVac. Minutos depois da votação, a enfermeira Mônica Calazans recebeu em São Paulo uma dose da CoronaVac, se tornando a primeira brasileira vacinada contra a Covid-19.

Nosso imunizante só chegaria no sábado seguinte à aprovação pela Anvisa. O avião pousou no aeroporto de Guarulhos um dia antes, na sexta-feira à noite, e de lá viajou para o Rio de Janeiro. Passava das dez da noite quando a Fiocruz recebeu os 2 milhões de doses e iniciou seu trabalho. Para liberar a vacina era preciso inspecionar o produto e fazer os rótulos em português. A Fiocruz anunciou que na tarde de sábado, dia 23 de janeiro, faria uma cerimônia para marcar a chegada das doses no Brasil.

As doses da Índia chegavam em meio a um brutal aumento de casos no país. A média de mortes superou os padrões mais altos da pandemia e mais uma vez o colapso do sistema de saúde instalou-se em Manaus. Víamos na televisão imagens aterradoras de médicos e enfermeiros tentando ventilar pacientes de forma mecânica, diante da falta de oxigênio nos hospitais. Por isso as doses indianas eram tão vitais — e, enfim, chegava o dia de recebê-las.

Nísia planejou o evento para a chegada da vacina oficialmente na Fiocruz e, o mais importante, para despachá-la em seguida para a população. Tive a grande honra de ser convidada pela presidente da instituição para ser uma das poucas pessoas a discursar. Acho que até hoje não disse a ela, mas confesso que, apesar das muitas lutas já travadas, o convite me tocou e senti medo de ficar emocionada no palco e não conseguir falar. Ali, eu representaria a nossa vacina, a Universidade de Oxford, mas, sobretudo, uma mulher brasileira que conseguiu realizar o sonho de provar a eficácia da vacina e trazê-la para o Brasil. Representaria todos os voluntários do estudo, nosso time de pesquisadores e seus centros, e mostraria ao mundo que estávamos diante da vacina Oxford-Brasil. Mostraria que nós sabemos e podemos fazer imunizantes no país. Em minha fala, fiz questão de enfatizar alguns pontos. O primeiro, sobre o caráter universal da vacina. Criar um produto com impacto na saúde global foi a missão que a Universidade de Oxford tomou para si quando iniciou o desenvolvimento da fórmula. Voltei a lembrar que nossa vacina pode ser facilmente transportada, já que não precisa ser mantida em temperaturas especiais, sendo conservada em geladeiras normais. Falei também do importante legado atrelado à transferência de tecnologia de uma nova plataforma. Outro ponto dizia respeito à eficácia da vacina já na primeira dose.

Era algo que eu vinha tratando com Andrew Pollard desde o final de 2020, analisando os dados do estudo. Nós, pesquisadores, já sabíamos que a vacina tinha uma eficácia ainda melhor se a segunda dose fosse tomada num intervalo maior. Com o espaço de mais de onze semanas entre a primeira e a segunda aplicações, a eficácia chegava a mais de 80%. Esperávamos janeiro para tornar públicos esses dados, que viriam a ser publicados depois, em um novo artigo científico. Ao ampliar o intervalo, víamos que a resposta imune crescia, e, em meio a uma pandemia, aumentar o tempo entre as aplicações é possibilitar que mais pessoas sejam vacinadas enquanto novas doses são fabricadas. Era um trunfo da nossa vacina, algo que tínhamos estudado, e as demais, não.

Antes da cerimônia na Fiocruz, caminhões haviam transportado a vacina para uma central de logística do Ministério da Saúde no Rio de Janeiro. De lá, elas saíram para todo o país, de acordo com números definidos pelo Plano Nacional de Vacinação. A principal leva seguiu para Manaus, a fim de tentar conter a crise que se arrastava desde o início do ano.

A notícia de que podíamos usar os 2 milhões de doses e esperar três meses para aplicar a segunda dose não poderia ter vindo em melhor hora. Enquanto novas variantes do coronavírus surgiam e o número de mortes do Brasil crescia, já começava a faltar vacina na Europa. Na Espanha, por exemplo, a região de Madri chegou a suspender por semanas a aplicação da primeira dose em grupos de risco, temendo a falta de imunizantes. O mesmo aconteceu na Catalunha. A Pfizer, com a qual o país assinara acordo, prevê que a segunda dose seja aplicada em 21 dias. Já a Moderna, outra farmacêutica com quem o governo espanhol fechou contrato, estava com as entregas atrasadas. Em Nova York, o prefeito Bill de Blasio, que pretendia usar estádios para a vacinação em massa, precisou adiar os planos, além de interromper a aplicação de primeira dose para guardar os estoques para a segunda.

No Brasil, os 2 milhões de doses da vacina de Oxford vindos da Índia, somados aos 6 milhões da CoronaVac comprados pelo governo federal em janeiro de 2021, estavam longe de suprir a demanda, é claro. O que me preocupava é que, por questões de documentação e burocracia, o ingrediente farmacêutico ativo para que a Fiocruz pudesse finalmente iniciar a produção em massa no Brasil estava parado na China, por motivos que não eram muito claros para mim nem para ninguém (e o mesmo ocorria com o IFA do Butantan). Quando as vacinas que tínhamos em mãos foram distribuídas para os estados, a Fiocruz já negociava com a Índia outros 10 milhões de doses, que deveriam chegar ao país em fevereiro. O montante cobriria o intervalo até o início da produção no Brasil. De posse dos insumos, a Bio-Manguinhos, fábrica da Fiocruz, poderia produzir, mas só teria vacina para entregar à população em março.

CAPÍTULO 10

A VITÓRIA DA
VACINAÇÃO EM CURSO

*Quando os primeiros 2 milhões de doses de nossa vacina chegaram da Índia, em janeiro de 2021, e partiram do Rio de Janeiro rumo a outros estados, senti algum alívio. Deixei a sede da Fiocruz num sábado à tarde, depois da cerimônia oficial de entrega do produto, pensando que talvez pudesse ter alguns dias de descanso. Embora o número de doses disponíveis no país estivesse longe de suprir a demanda, o imunizante começava a chegar à população. Era o que buscávamos desde o início de toda a saga, quando começamos a nos movimentar para que o estudo clínico fosse realizado no Brasil. A expectativa de calmaria foi, no entanto, frustrada pelas circunstâncias.*

MENOS DE UMA SEMANA DEPOIS da chegada das doses indianas no Brasil, recebi a informação de que a Alemanha havia decidido não aplicar a vacina de Oxford em pessoas com mais de 65 anos. O país alegava que faltavam dados sobre a eficácia entre os mais velhos. A confusão estava formada. O Reino Unido reagiu imediatamente. Respondeu que o produto da Oxford/AstraZeneca era recomendado sem restrições para idosos. A vacina, afinal, já vinha sendo aplicada naquele momento em dezessete países, incluindo o Brasil — e não por acaso a decisão da Alemanha reverberou por aqui. O Ministério Público Federal pediu esclarecimentos à Anvisa, que já havia aprovado o uso emergencial no país sem limite máximo de idade. A agência informou que considerava nossos dados satisfatórios e completou que eles seriam aprimorados com o seguimento dos estudos e o monitoramento de eventos adversos durante a vacinação. Meu telefone não parou de tocar. Atendi aos pedidos da imprensa e voltei a repetir que a pesquisa e a aprovação ocorreram em tempo recorde. Ou seja, em seis meses. Um estudo clínico de fase 3 começa com adultos saudáveis e progride escalonando para os grupos etários mais velhos. Por exemplo: iniciamos com o grupo de adultos entre 18 e 55 anos. Depois que os dados desse grupo são analisados por um comitê de segurança independente, começamos os testes entre pessoas com idade de 56 a 69 anos e, por fim, entramos no grupo de idosos com mais de 70 anos. Entretanto, os dados de imunogenicidade, ou seja, os níveis de anticorpos que se relacionam com proteção, já haviam sido publicados na *Lancet*, bem como apresentados às agências regulatórias, e foi esse fato, comprovado cientificamente e publicado, que levou agências internacionais renomadas a aprovarem o imunizante sem limite superior de idade.

Vários estudos em vacinas só demonstram imunogenicidade para correlação e registro. Era normal que ainda não houvesse dados expressivos para avaliação de eficácia em determinados grupos etários por conta do curto prazo da pesquisa e da análise interina. No caso dos idosos, iniciamos o recrutamento de voluntários nessa faixa etária entre setembro e outubro, e a vacina foi comprovada eficaz em novembro. Sem mencionar que, mesmo após o recrutamento, por ser esse grupo era o mais protegido, sem grande exposição, o período até que fossem identificados casos positivos seria ainda maior. Nada disso, porém, é indício de falta de eficácia, já que a resposta imune comprovada nos testes indicava taxas semelhantes para todas as idades. A vacina de Oxford é tão segura e boa para jovens quanto para idosos. A decisão do comitê de imunização na Alemanha contradizia a agência regulatória da Europa e mostrava conhecimento limitado em relação à análise de vacinas. Pouco depois, o comitê alemão viria a recomendar exatamente o oposto: vacinar os mais velhos, e não os mais novos. A própria chanceler Angela Merkel e o presidente da Alemanha fizeram questão de se vacinar em público para restaurar a confiança da população tanto na vacinação em geral quanto no imunizante de Oxford em particular.

Quando soube da crise alemã, liguei para um membro do Stiko, o comitê de vacina do país, para entender o que estava acontecendo. O grupo, como os comitês de outras nações, vinha se reunindo com frequência, e a informação da análise sobre o uso do imunizante em idosos tinha vazado para a imprensa. A mídia repercutia a notícia em todo o mundo, mas o próprio Stiko ainda não havia feito um pronunciamento oficial sobre o assunto. Estávamos, mais uma vez, diante de uma crise de comunicação. Talvez tenha sido esse, aliás, o maior desafio para o desenvolvimento de uma vacina em meio à pandemia, além da política. O tempo todo as pesquisas estavam sob escrutínio, acompanhadas com lupa pela imprensa internacional.

Questões científicas, de pesquisa clínica, regulatórias e de saúde pública merecem seriedade ao ser esclarecidas à população. Na corrida contra a pandemia, porém, muitas declarações equivocadas de analistas ou cientistas às vezes não completamente familiarizados com esses temas acabaram por gerar incertezas e até mesmo desinformação. Políticos de vários países também não se furtaram a expressar opiniões sobre farmacovigilância e âmbito regulatório de vacinas, novamente, com pouco ou nenhum conhecimento do assunto. É compreensível a vontade de que nosso país tivesse iniciado a vacinação em novembro ou dezembro de 2020, mas não podemos esquecer que nessa época muitas vacinas ainda não haviam provado eficácia e não tinham registro emergencial. A verdade é que ainda hoje, em julho de 2021, enquanto escrevo este capítulo, muitos fabricantes ainda não pediram registro formal no Brasil ou em outros países.

A velocidade dos acontecimentos seguia surpreendente e, um dia depois de a história da Alemanha vir a público, a EMA, agência regulatória europeia, aprovou o uso da vacina de Oxford para pessoas com mais de 18 anos de idade, sem limite máximo. Foi a terceira vacina, depois de Pfizer e Moderna, a ser aprovada pelo órgão executivo da União Europeia para uso nos 27 países do bloco. A OMS também deu sua avaliação positiva para as três vacinas sem limites de idade.

Em março de 2021, quando a vacinação em massa já estava em andamento em diversas nações — só no Reino Unido, eram cerca de 18 milhões de imunizados até aquele momento, e o mundo já ultrapassara a marca de 40 milhões de vacinados —, vimos uma sequência de países suspenderem o uso da vacina de Oxford/AstraZeneca. A decisão, como a imprensa internacional alardeou à época, era uma medida preventiva após o registro de casos de trombose venosa e embolia pulmonar entre pessoas que haviam recebido a fórmula. A reação, porém, era identificada em ambas as vacinas em uso no Reino Unido, e a AstraZeneca já tinha dados indicando um número de incidência infinitamente menor entre os vacinados do que o esperado na população geral considerando sexo, idade, comorbidades e localização geográfica. Posteriormente, seria investigada uma síndrome rara que associava trombose e trombocitopenia (baixa de plaquetas) às vacinas da AstraZeneca e da Janssen e miocardite e pericardite à da Pfizer. Tudo isso demonstra a importância de os países terem um sistema de farmacovigilância bem organizado e transparente, bem como da revisão detalhada dos dossiês de vacinas para registro nas agências regulatórias, o que a Anvisa faz com excelência. Um grupo de especialistas da OMS também realizou uma análise investigativa dos dados de segurança e, chegando às mesmas conclusões da EMA, continuou defendendo que os benefícios das vacinas superavam os riscos por uma margem imensa e orientando os países a prosseguir utilizando os imunizantes. Esse, aliás, é o processo normal quando se está lançando uma vacina no mercado: acompanha-se os vacinados para observar os riscos de eventos adversos raros e compará-los com os benefícios.

O estudo e avaliação de reações adversas faz parte da história das vacinas. O que jamais aconteceu foi uma vacinação em massa mundial como estamos vendo agora — temos os olhos da imprensa e da população voltados para a imunização, porém sem que nenhuma das partes faça ideia da quantidade de ações e atividades que ocorrem por trás de cada dose de vacina. A maior parte do trabalho nunca chega a público.

Uma informação-chave, por exemplo, e que as agências regulatórias sempre pedem como parte do registro, é a monitoração de farmacovigilância, termo que já mencionei antes. Farmacovigilância é a ciência relativa à detecção, avaliação, compreensão e prevenção dos eventos adversos ou problemas relacionados aos medicamentos ou imunobiológicos. É o acompanhamento que ocorre após a aprovação e a comercialização. Ora, se essa ciência existe é porque existem eventos adversos nas vacinas que fazem parte da nossa vida e da vida de nossos filhos. Nós apenas nunca ouvimos falar deles na proporção em que ouvimos agora. Todos tomamos ou conhecemos alguém que tomou as vacinas tríplice bacteriana (contra difteria, coqueluche, tétano) e suas combinações, como também a tríplice viral (sarampo, caxumba, rubéola), as vacinas para rotavírus, para febre amarela, a oral da pólio, entre outras. Todas essas, que fazem parte da nossa rotina, apresentam eventos adversos e eventos adversos raros. Ainda assim, elas já ajudaram a diminuir a incidência e até a eliminar diversas doenças em diferentes regiões do mundo, pois, quando calculados, os benefícios da proteção contra doenças, morbidade, sequelas, surtos, abarrotamento do sistema de saúde e, finalmente, contra a mortalidade são infinitamente maiores do que os riscos, mesmo levando-se em conta a possibilidade da incidência dos eventos adversos raros indesejáveis.

Quando se aprova um medicamento ou uma vacina, o trabalho para nós, pesquisadores, e para os sistemas de saúde não acaba. Na verdade, está apenas começando. Há o monitoramento do produto por meio da segurança e da farmacovigilância, mas também há o trabalho de análise do comportamento das vacinas na vida real. Não podemos esquecer que os estudos de eficácia são controlados e realizados em uma parcela pequena da população: pessoas saudáveis são escolhidas para entrar nos estudos e, em muitos casos, soronegativas, ou seja, gente que nunca teve determinada doença. É preciso, portanto, estudar como as vacinas se comportam na vida real, vacinando a todos sem discriminação de idade e comorbidades, incluindo gestantes e portadores de doenças prévias. Além disso, é preciso ainda monitorar a famosa imunidade de rebanho, o impacto da imunização na transmissão do vírus, o aparecimento de variantes e o efeito delas na eficácia das vacinas.

É por isso que, ao redor do mundo, vários países, entre eles Israel, Inglaterra e Escócia, se dedicaram a conduzir estudos de efetividade das vacinas na vida real. Em fevereiro de 2021, a Escócia publicou estudos com as vacinas de Oxford e da Pfizer, com dados obtidos após a primeira dose das vacinas que demonstraram que o imunizante reduzia o risco de internação por covid-19 em até 94% para a vacina de Oxford e 85% para a da Pfizer em idosos, o primeiro grupo a ser vacinado. Já em maio, na Inglaterra, um estudo provou que duas doses da vacina Oxford têm eficácia de até 90% contra a covid.

Outro ponto muito importante é o uso das vacinas pelos sistemas de saúde de maneira *off-label*, ou seja, fora da bula. Isso é muito comum pois, com base em dados científicos (daí a importância de se publicar os estudos em periódicos médicos de excelência), os comitês de imunização e os ministérios da saúde ao redor do mundo, bem como a OMS, fazem recomendações de uso. Essas recomendações podem levar a mudanças de protocolo. Por exemplo, a vacina para HPV, teve o número de doses reduzido em relação ao aprovado na bula em muitos países.

Da mesma forma, com os estudos publicados por Oxford na *Lancet*, o intervalo recomendado entre doses foi aumentado para três meses, e posteriormente o mesmo ocorreu com a Pfizer. Isso agilizou a vacinação em massa, protegendo mais pessoas, uma vez que foi detectado que tais vacinas já apresentam proteção desde a primeira dose (sem esquecer, porém, que a proteção total só é alcançada com o esquema completo). Num contexto de escassez de imunizantes e suprimentos, provar que tínhamos desenvolvido e testado uma fórmula capaz de oferecer alta imunidade com apenas uma aplicação era reforçar nosso compromisso com saúde pública.

No mesmo estudo onde mostramos a eficácia da vacina com um intervalo de três meses, também demonstramos o impacto potencial na redução de transmissão em cerca de 60 a 70%, uma vez que os vacinados excretam menos o vírus. Um dado importantíssimo de saúde pública que foi verificado também na vacina da Pfizer.

Outro grande desafio que se levantou à nossa frente foram as variantes. No início de 2021, eram três no mundo, e logo seriam quatro. Originárias do Reino Unido, da África do Sul, do Brasil e posteriormente da Índia. Como foi dito, o trabalho nunca acaba. Ao contrário, ele se multiplica na tentativa de salvar o maior número de vidas, e estávamos diante de mais uma batalha: saber se as vacinas também ofereciam proteção contra as variantes ou se deveríamos trabalhar numa adaptação da fórmula.

Para dar uma resposta à população e à comunidade científica internacional, foram feitos estudos *in vitro* e testes de efetividade para as diferentes variantes. Ao lado da Fiocruz e do Ministério da Saúde, trabalhamos no envio de amostras. As pesquisas constataram que as vacinas perdiam alguma efetividade contra as variantes em geral, mas a boa notícia é que continuavam gerando uma proteção alta, acima de

60%, no caso das vacinas Oxford, Pfizer, Novavax, Janssen e Moderna. No caso da variante surgida na África do Sul, ainda não tínhamos dados sobre a eficácia da Oxford para casos graves, mas sabíamos que ela era menor nos casos leves e moderados. Mesmo assim, Oxford decidiu agir em duas frentes, fazendo estudos de efetividade na África do Sul, em Swatini e em Botsuana e adaptando a vacina para a nova variante. Os mesmos estudos também passaram a ser realizados no Brasil a partir do meio do ano de 2021.

Nos bastidores, eu já vinha conversando com Andrew Pollard sobre as mutações. Seguindo o caminho adotado por Oxford para o Reino Unido e a África do Sul, decidi agir. Por intermédio de Nísia Trindade cheguei ao pesquisador da Fiocruz no Amazonas, Felipe Naveca. Era ele quem vinha tocando lá o sequenciamento genético do SARS-CoV-2 e que comparou as alterações identificadas no Japão com as variantes encontradas no estado brasileiro. Telefonei para Naveca. Queria saber dele os detalhes que não encontrava em notas técnicas do Ministério da Saúde ou da Fiocruz.

Munida de informações, avisei a Pollard: "Precisamos testar nossa vacina contra a variante de Manaus." Ele consentiu e pediu que eu mandasse com urgência para o Reino Unido os *swabs* que haviam sido coletados nos nossos centros de testes, mas eu sabia que a coleta tinha ocorrido antes da explosão de casos da variante e que, por esse motivo, os materiais dificilmente teriam a nova variante em abundância. Até aquele momento, acreditava-se que a nova variante estava contida em Manaus, e expliquei a Pollard que a melhor saída seria conseguir amostras de *swabs* e soros de pessoas daquela região que já tivessem manifestado a doença. "Maravilhoso, mas como você vai conseguir? É um material muito difícil", ele replicou. No mesmo dia, discutimos o assunto em uma reunião na Fiocruz com o ministro da Saúde, foi decidido dar toda prioridade ao tema — precisávamos testar a vacina contra a variante manauara.

Nas conversas que mantive com o Felipe Naveca, senti que o sequenciamento do vírus feito por ele e sua equipe era limitado pela falta de recursos. Pedi que escrevesse um projeto para dobrar a capacidade de trabalho. Eu iria acionar contatos em busca de financiamento para a pesquisa. A Fundação Gates, um caminho a princípio óbvio, tinha uma burocracia própria que tornaria lenta qualquer resposta, e precisávamos de um retorno imediato. Como vinha me aproximando da Embaixada do Reino Unido desde o final de 2020, em conversas com a então embaixadora interina Liz Davidson, resolvi pedir a ela o recurso que o pesquisador de Manaus precisava para aumentar o sequenciamento. Em poucos dias, tivemos a resposta positiva. Com o dinheiro, ajudávamos a fazer avançar a pesquisa sobre a nova variante.

Fora dos holofotes, eu travava duas batalhas que não ficaram públicas: buscava vacinar os voluntários do grupo de controle do estudo (aqueles que, em vez da Chadox, haviam recebido a vacina contra meningite) e, também, toda a equipe da pesquisa clínica, nos seis centros de testes do país. No primeiro caso, a vacinação estava prevista desde o início, já que no Brasil a imunização posterior do grupo de controle é uma questão ética prevista na regulamentação e exigida pela Conep para a aprovação dos protocolos. Essa provisão incomoda algumas empresas farmacêuticas, pois não é comum em sistemas regulatórios e éticos internacionais. Uma demonstração de que no Brasil a dimensão ética das pesquisas é levada a sério.

Enfim, os participantes que na randomização dos testes receberam a vacina de controle (a meningocócica ACWY) tinham direito de tomar a fórmula cuja eficácia ajudaram a provar. Para isso, era preciso, como diz o jargão da pesquisa clínica, quebrar o cego do estudo. Trata-se de voltar aos dados de cada um dos voluntários para verificar qual imunizante eles receberam ao longo da pesquisa. A tarefa pode parecer simples, mas, em meio a uma pandemia global e com o aumento expressivo de casos no país, tornou-se um desafio. Primeiro, porque precisávamos conseguir as doses da vacina — os participantes deveriam receber o mesmo imunizante que estava em teste, feito na Europa, e não o produto fabricado pela Índia ou pela Fiocruz. Em segundo lugar, tínhamos que lidar com os 5.200 voluntários que procuraram os centros de testes ao mesmo tempo, tão logo a Anvisa anunciou a aprovação para uso emergencial do produto. Queriam, com razão, saber qual vacina tinham tomado e, no caso de estarem no grupo de controle, queriam saber quando seriam vacinados contra a covid-19.

Ocorre que a vacinação dos voluntários durante os testes foi trabalho de meses, e agora a demanda se apresentava de uma só vez. Não uma tarefa imprevista — tínhamos doses extras reservadas para esse fim, mas não as 5.200 e não para aplicação imediata. Mas precisávamos encaixar essa vacinação específica na agenda dos centros, que continuavam conduzindo o estudo, com as coletas de sangue e a aplicação das segundas doses, e não só isso: precisávamos definir como efetuar os registros dessa nova etapa no Plano Nacional. Vacinar os voluntários do grupo controle era parte da pesquisa clínica que havíamos registrado. Nosso desafio era agilizar ao máximo o processo, a fim de proteger os voluntários, mantendo-o em total conformidade com as boas práticas de gestão do trabalho científico. Cada detalhe era importante. As secretarias de saúde onde cada centro estava instalado tinham procedimentos próprios, diferentes, e seus comitês de ética iriam analisar nossos novos registros e dar seus pareceres. Não era possível simplesmente receber o voluntário, ver qual vacina ele havia tomado e aplicar a de Oxford. Precisávamos nos esmerar para vacinar todos seguindo o processo definido pela Conep e pela Anvisa.

Foram necessárias duas semanas até conseguirmos que as doses necessárias para o grupo de controle chegassem ao Brasil. O alvoroço era tão grande que essas duas semanas pareceram dois meses. Os centros me procuravam, assustados com a demanda dos voluntários. Eu explicava que as vacinas viriam do Reino Unido e, infelizmente, os voos haviam sido cancelados duas vezes porque o mau tempo impedira a decolagem. Enquanto o grosso das doses não chegava, fomos vacinando parte dos grupos de controle com os produtos que tínhamos nas geladeiras dos centros. E foi assim que Denise Abranches, a primeira voluntária da vacina no Brasil, recebeu o imunizante.

Quando quebramos o cego, a dentista do Hospital São Paulo que tinha sido nossa primeira voluntária descobriu que não havia recebido a fórmula para a covid-19, mas sim a meningocócica. Ficou pasma. Afinal, durante todo o ano de 2020 ela trabalhou nas unidades de terapia intensiva do hospital, lidando diretamente com pacientes contaminados. "Nem Chernobyl teria chances comigo", falava, rindo, quando soube que jamais esteve protegida contra a doença. Ela foi ao centro de testes de São Paulo dias depois da aprovação da vacina pela Anvisa e contou que, quando a médica abriu o prontuário e ela enxergou as letras ACWY, da vacina de controle, ela já não ouviu mais nada. "Passei o ano todo dando saltos de avião sem paraquedas", ela repetia. Denise foi vacinada naquele mesmo dia, e terminamos de completar a aplicação da primeira dose no grupo de controle no final de fevereiro de 2021.

Quanto à minha segunda empreitada de bastidores, havia um porém. Se vacinar os voluntários é previsto em protocolo, imunizar a equipe que trabalhou na testagem é proibido. Mas investigadores, médicos, enfermeiras, o time de entrada de dados, do *call center* e todos os outros profissionais envolvidos também eram parte do resultado do estudo. Trabalhavam até tarde, aos sábados e domingos, expostos ao vírus. Haviam viabilizado em tempo recorde uma vacina tão necessária para a população, de forma correta e cientificamente consistente. Estávamos convencidos de que deveríamos vaciná-los, até porque eles precisavam continuar na luta. Pedimos à Anvisa a autorização para vacinar os pesquisadores e os grupos de estudo com doses extras nos centros. Enquanto esperávamos, tivemos casos confirmados de covid entre os profissionais dos centros de São Paulo, do Rio e de Salvador.

    Depois de muita sabatina e discussão, a Anvisa, a Conep e os comitês de ética deram as aprovações. Agradecemos por esse enorme presente, pois assim garantimos que os estudos de seguimento e os próximos que estavam por vir, como os da eficácia da vacina contra as variantes da África do Sul e de Manaus e da persistência de anticorpos, continuariam a todo vapor.

Na primeira semana de março de 2021, depois de obtido o aval, cheguei ao centro do Rio, no Instituto D'Or, e encontrei Mayara Fraga Santos Guerra, coordenadora nacional de pesquisas clínicas do Idor, emocionada. Ela havia passado o ano de 2020 em viagens semanais entre São Paulo, Rio e Salvador. Eu evitava aviões de carreira, mas Mayara não tinha escolha — precisava acompanhar o funcionamento dos centros. Toda a tensão das idas ao aeroporto e dos trajetos de avião pareceu brotar ali, no momento em que ela esperava para ser vacinada, aos prantos. "Não acredito, professora, que vou tomar a vacina que nós provamos", ela me dizia, entre soluços. Eu, não menos emocionada, vi a vacina ser aplicada naquele dia em outras duas mulheres importantes do nosso trabalho: Rosana Hadad, gerente de projeto nacional, e Micheli e Peixoto, gerente de operações clíncias responsável pelo centro do Rio.

    Tinha sido um dia memorável, com a visita do embaixador do Reino Unido e sua comitiva. O embaixador, Peter

Wilson, havia causado uma excelente impressão nos voluntários e funcionários do centro com quem se encontrou. Foi uma satisfação para todos escutar seu agradecimento oficial. E a ocasião foi fechada com chave de ouro, com nosso time vacinado. A cena se repetiu nos centros pelo país. E, depois, nos braços da população — o primeiro e maior objetivo de todos os nossos esforços.

# Posfácio

## Da inovação científica à produção em larga escala: estamos prontos?

O Brasil fez algo que poucos países conseguiram durante a pandemia: contribuiu com estudos de fase 3 que ajudaram a registrar duas vacinas em 2020 e mais duas em 2021. Continua, com excelência, conduzindo estudos de outros desenvolvedores e participando de estudos de efetividade, gerando seus próprios dados para o ciclo de vida das vacinas e sua estratégia de vacinação após a imunização primária. Além disso, com a produção da vacina de Oxford pela Fiocruz, transferiu para cá uma nova plataforma que nos trará independência na produção de futuras vacinas de outras doenças.

Entretanto, como cientistas e profissionais de saúde, devemos fazer uma análise crítica, tentar aprimorar e buscar aprendizado nas situações vivenciadas. O Brasil recrutou muitos voluntários, fez e continua fazendo pesquisa de qualidade durante a pandemia, mas a inovação científica foi insuficiente para seguir o ritmo acelerado da ocasião. Ainda hoje, nossa produção, na maioria das vezes, ou copia ou faz transferência de tecnologia, não inova por excelência, não cria.

Entende-se, pois não há investimento público e/ou privado para viabilizar uma produção científica focada em inovação. A inovação custa caro, até mesmo para as grandes empresas farmacêuticas globais, exige tempo e tem um forte componente de risco — por melhor que seja a pesquisa, é possível que nunca resulte em uma fórmula eficaz. Por isso, as companhias farmacêuticas afunilam seu portfólio e "matam" alguns projetos de desenvolvimento de medicamentos. Mas precisamos tentar.

Temos no Brasil bastante experiência importando tecnologia para produzir localmente. Mas também somos capazes, com nossos talentos, de desenvolver novas fórmulas e plataformas tecnológicas. Temos excelentes cientistas e instituições de pesquisa. Por isso mesmo, todos me fazem a pergunta recorrente: por que ainda não temos uma vacina brasileira?

Creio que são diversos os motivos. Há uma falta crônica de investimento privado no setor de pesquisas. Isso poderia ser mitigado com a busca de financiamento nas diversas fontes internacionais, seja para parcerias privadas ou público/privadas, mas essa solução exige uma estratégia nacional sólida e organizada. Vimos exemplos do sucesso desse modelo em lugares como Índia, Coreia e China. Na pandemia, esses países e seus produtores fizeram a diferença.

Nesse sentido, a Universidade de Oxford, que nos legou a vacina Oxford/AstraZeneca-Fiocruz, é um exemplo, pois sendo uma universidade e não uma gigante farmacêutica, trouxe à população uma das primeiras vacinas de Covid-19 ainda em 2020. Oxford criou dentro da universidade uma mini-indústria com plena autossuficiência, começando com a manufatura das doses produzidas exclusivamente para testes. Tem também seus próprios centros de pesquisa, seus laboratórios e sua equipe para estudos em nível operacional, logístico e clínico. É uma estrutura que reflete um modo de pensar global, que não se limita à pesquisa acadêmica. Ela começa com a captação de recursos para a criação da plataforma para o desenvolvimento do antígeno e da fórmula, prossegue com o plano das fases pré-clínica e clínica e se conclui com a condução dos estudos para o registro. Sem falar nas estratégias para a introdução da fórmula em diferentes países. O que Oxford não tem, naturalmente, e que a levou a buscar uma farmacêutica, é a capacidade de produção em massa.

Precisamos, no Brasil, de mais instituições completas, capazes não só de identificar um patógeno e criar uma plataforma tecnológica para sua vacina, mas também de desenhar um plano de desenvolvimento e manufatura dessa fórmula em escala global. A prioridade deveriam ser os patógenos que representam maior risco para a nossa população. Patógenos negligenciados pela indústria farmacêutica global, ou que podem penetrar as nossas vastas fronteiras. Seria recomendável elaborar uma lista própria de patógenos de alto risco e potencial epidêmico. E, porque não, contribuir para a lista geral elaborada pela OMS, ajudando a preparar o mundo para as próximas epidemias. Pois elas virão.

# Agradecimentos

Meu pai e a vida me ensinaram que gentileza e gratidão nunca são demais. Abreviar os agradecimentos é mais difícil do que contar a história.

Eu não poderia deixar de começar agradecendo a meu marido, o homem fantástico com o qual sou casada há quase 25 anos. Ele, em sua linguagem, diria quase 30. Ralf, do seu jeito muito alemão, me apoiou como um bravo brasileiro nesses momentos árduos de pandemia.

A Audrey Furlanetto, por soltar a faísca que iluminou o caminho até este livro. Por me ajudar a traduzir em palavras a essência desta história.

A Roberto Feith, pela visão estratégica de uma história que merecia ser contada e que acabou por fazer a diferença.

À Universidade de Siena, em especial ao Prof. Emanuele Montomoli e a Daniele Sereni, por me apoiarem na jornada pioneira da educação em pesquisa e vacinologia, treinando futuros líderes.

À Fundação Bill e Melinda Gates, em especial a Trevor Mundel, Peter Dull e Ananda Bandyopadhyay, por me deixarem ajudar a transformar o mundo, investindo em desenvolvimento clínico e educação continuada.

À Fundação Lemann, em especial a Jorge Paulo Lemann, Denis Mizne e Lara Alcadipani, por acreditarem no Brasil, nos brasileiros e brasileiras, e nos darem asas para alçar o voo que nos trouxe uma vacina ainda em 2020.

À Rede D'Or, em especial a Jorge Moll, Rodrigo Gavina e Fernanda Moll, por me apoiarem também nos projetos e desafios além fronteiras, preparando centros na América Latina para trazer mais esperança na prevenção da pandemia.

À Conep, incansável e diligente; à Anvisa, pelo apoio regulatório de qualidade e pelas excelentes discussões científicas.

A todos os voluntários dos estudos clínicos no Brasil, pela sua generosidade para com a ciência e a humanidade no momento em que o mundo mais precisava.

A toda a equipe dos seis centros do estudo de Oxford no Brasil, COV003; à AstraZeneca Brasil; e à VaxTrials, pela dedicação infinita, dia e noite, a fim de trazer uma gota de esperança à situação sem precedentes que ainda vivemos.

www.historiareal.intrinseca.com.br

| | |
|---:|:---|
| 1ª edição | SETEMBRO DE 2021 |
| impressão | IMPRENSA DA FÉ |
| papel de miolo | PÓLEN SOFT 80G/M² |
| papel de capa | CARTÃO SUPREMO ALTA ALVURA 250G/M² |
| tipografia | DANTE MT |